杨力

国学养心法

杨力生命养护三部曲

杨力 著

中国中医药出版社
·北京·

图书在版编目（CIP）数据

杨力国学养心法 / 杨力著 .—北京：中国中医药出版社，2018.11
（杨力生命养护三部曲）

ISBN 978-7-5132-4663-7

Ⅰ．①杨…　Ⅱ．①杨…　Ⅲ．①补心—养生（中医）　Ⅳ．① R256.2

中国版本图书馆 CIP 数据核字（2017）第 308157 号

中国中医药出版社出版

北京市朝阳区北三环东路 28 号易亨大厦 16 层
邮政编码　100013
传真　010-64405750
保定市中画美凯印刷有限公司印刷
各地新华书店经销

开本 710×1000　1/16　印张 16.5　字数 215 千字
2018 年 11 月第 1 版　2018 年 11 月第 1 次印刷
书号　ISBN 978 - 7 - 5132 -4663-7

定价　49.80 元
网址　www.cptcm.com

社 长 热 线　010-64405720
购 书 热 线　010-89535836
维 权 打 假　010-64405753

微信服务号　zgzyycbs
微商城网址　https://kdt.im/LIdUGr
官 方 微 博　http://e.weibo.com/cptcm
天猫旗舰店网址　https://zgzyycbs.tmall.com

如有印装质量问题请与本社出版部联系（010-64405510）

序言：国学养生的奥秒

精气神是生命的三宝，养心神又是生命养护的宝中之宝。有五千年历史的国学是养心神的智慧源泉，深为国人所叹服。

其中《易经》重在养仁志，提出"天行健，君子以自强不息"。孔子重在养仁心，主张"仁者寿"。老子强调静心，主张少私寡欲。佛家养心的法宝是心空，即万法皆空。总之，儒道佛三家养心的奥旨，都是为了达到三心。即爱心（孔子"仁者爱人"）、善心（老子"上善若水"）、慈心（佛家"大慈大悲"）。所以多点博爱，少点贪妄，做到收心，正心，"心若止水"，这样才能达到养心神的高境界。

本书吸收《黄帝内经》"淡者寿"、道家"善者寿"、佛家"慈者寿"、孟子"智者寿"、老子"乐者寿"的启示，再结合当代人的心理特点、心理危机等现状，全方位为当代人普及预防心理疾病、养护精神的各种法宝，从而让国人养好精气神，达到怡然自得且健康长寿的美好境界。

最后祝中国人民健康，长寿！

杨　力

2018 年 9 月 1 日于北京

目录
CONTENTS

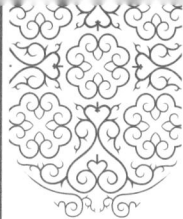

第一章

做个『面朝大海，春暖花开』的心理幸福人

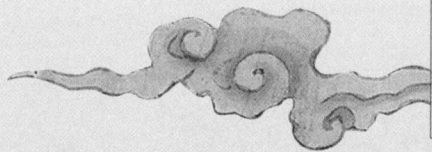

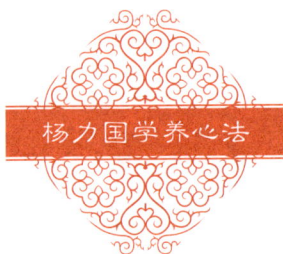

杨力国学养心法

一、5个人中，有1个有心理疾病

国家卫生和计划生育委员会（现国家卫生健康委员会）2015年公布了一组数字：调查显示，我国精神心理疾病患病率达17.5%，其中抑郁障碍患病率3.59%，焦虑障碍患病率是4.98%，而且还正在呈上升趋势。也就是说，在咱们国家，平均5个人就有1个正在被心理疾病折磨着！

焦虑、抑郁、烦躁……都是心理疾病，这些病魔从哪儿来？到哪儿去？让我们来揭开"心"的秘密。

心脏每秒都在跳动，不跳，人就没了！但是，我们并不了解我们的心。每个人都有两种"心"！一为形态之心。就是指我们胸腔中的那颗心脏，心脏位于胸腔内，膈肌的上方，二肺之间，约2/3在中线左侧。

二为无形之心，即心的意识功能，是神魂的另一个名字，也称之为"心灵"，亦指一个人的精神世界与情感表达。在我国古代，把心的意识功能称为禅，也可以这样说：中华文化就是禅的文化、心的文化。另外佛家的禅心说法只是沿用和传承了中华古文化而已，不是佛家创造出来的。无形之心即是属于神主生成的非物质活体。

健康的人是指生命构造健全而灵魂也同样拥有完全神志的健康人。医学研究表明，人类的绝大部分疾病都与我们的心脏疾病及不良心态有关。这就提示我们，养生，首先应当养心。这里所谓养心，自然不是单单指保护好心脏，更是指调控好心态，包括思想、感情、情绪、意念等。

人的心态需要保持平和，犹如人的体温必须保持正常一样。我们在生活中不难发现，心理失控会对我们的健康及生活带来巨大的危害。

在我们的身边总会存在这么一些人：过分怀旧的人，他们整日沉浸在那些残缺的、苍白的回忆里，以至于对眼前的一切都毫无兴趣，即使美好的生活也觉得索然无味；盲目攀比的人，他们总觉得自己得到的太少，失去的太多，事事不如别人，以至于悲观丧气，经常闷闷不乐，甚至患上了精神抑郁症；严重消极的人，他们老感到自己被社会闲置，被人们漠视，以致心灰意懒、颓废变态，毁蚀掉了自己的心灵和意志；贪心不足的人，他们总以为自己应当拥有更多的财物，应该比别人生活得更好，以至于放弃了对自己的约束。类似现象还有很多，但不管其中哪一种，无不与心态失控有关，无不伤及身体健康，无不有损美好生活。由此可见，养心对养生异常重要。

二、心理殇的 6 大残害，生活怎么能幸福

心理健康是指心理各个方面及活动过程处于一种良好或正常的状态。心理健康影响着人类生活的方方面面，如果不注意塑造维护，很容易产生不良心理，进而影响个体的情绪、社交甚至造成人格的转变，严重者会导致精神疾病。

心理发展的最高层次是意识。哲学的唯物辩证主义认为，物质决定意识，意识对物质具有能动作用。如果心理不健康，意识不健全，不仅是精神层次的问题，也会作用到生理方面。中医就认为人的情志活动对人的身心健康关系极大。那么，心理"殇"会对身体造成什么伤害呢？

1. 心理殇之愤怒：一怒身死后人嘲笑，何必

人有七情六欲，天主教有七宗罪，皆包含愤怒一词。愤怒的起因虽千奇百怪，但对身体的损害却是如出一辙。中医认为，怒伤肝。大怒使肝气上逆，血随气而上，故伤肝。此时会出现面红耳赤、头痛眩晕，甚至吐血或昏厥。

大家都看过《三国演义》吧？不知对大将周瑜有何印象？《三国演义》

中的周瑜被诸葛亮前后气过三次。第一次诸葛亮与周瑜约定：周瑜先攻南郡，攻不下再由孔明去攻，谁能攻下，这南郡就是谁的。周瑜费尽心思攻打南郡，与曹仁激战，并于此战中身负箭伤，诸葛亮却趁他和曹仁交战之际，乘虚计取南郡。第二次，周瑜想用美人计留下刘备，但被诸葛亮用计带走刘备夫妇，周瑜带兵追杀，却被黄忠、魏延两位将领伏兵截杀，大败而归。第三次，东吴借给刘备荆州后恐养虎为患，刘备与诸葛亮以攻取西川后，必还荆州为由拖延，可又迟迟不攻西川，周瑜欲帮助刘备攻取西川，但去西川必过荆州，孔明识破周瑜的计谋，名为助刘备攻西川，实则夺荆州。结果周瑜反被围困，周瑜气急，加之箭伤复发，不久身亡。死前，周瑜叹气道："既生瑜，何生亮！"历史上的周瑜倒并不是如此小气之人，《三国演义》的作者只是为了衬托诸葛亮而虚构了周瑜的性情及情节，正史上并无此事。不过从这个故事中我们也能看出怒气的害处。《素问·调经论》中道："血之与气并走于上，则为大厥，厥则暴死，气复反则生，不反则死。"故事中的周瑜暴怒伤肝，导致肝气亢逆，升发太过，最后气急而亡。

2. 心理殇之恐惧：心里有鬼人心不安，莫怕

当代人的恐惧主要表现在社交上，但也有其他直观的表现，比如：看恐怖片、鬼故事，走夜路等。医学上有一个病例，在农村有位妈妈因为担心孩子在村子里四处乱跑有危险，就编鬼故事吓唬孩子。小孩很害怕，晚上不敢睡觉，勉强睡着了，却尿床了。连续几天都是这样。妈妈很纳闷，就去问村里的一个医生。医生了解了事情的来龙去脉后，就告诉孩子说："我们今天一起出去玩，不会有事的。"然后带着孩子出门玩耍，晚上和孩子一起过夜，告诉孩子："你妈妈说的鬼并不会出现，没事的。"然后过了一夜，真的什么都没有发生，小孩相信了这个医生的话，不再害怕，病果然就好了。

故事毕竟是故事，但也反映了肾与恐惧的关系。还记得被考试支配的恐惧吗？是不是一到考试就很紧张？一紧张就会特别想去厕所？这不是个例，很多人都是如此。这说明，太紧张也会影响肾脏的功能。

如今，很多人都为了追求惊险刺激去看恐怖片，每次都会被吓到，连走路都心惊胆战，三步一回头，上厕所也不敢独自一人，但还是乐此不疲；还有人会去玩过山车、流星锤、跳楼机等危险刺激的游戏，这种游戏设施出事故的报道也不在少数，但依旧有一大拨人前去体验。肾在志为恐，为了我们的肾，还是安安稳稳地生活吧，套用当下流行的一句话——活着不好吗？

3. 心理殇之忧虑：疑神疑鬼弄垮自己，谁治

大家还记得"杯弓蛇影"这个成语典故吗？

有一年夏天，县令应郴请主簿杜宣来饮酒。酒席设在厅堂里，北墙上挂着一张弓，由于光线折射，弓的影子投射到杯子里，杜宣看见，以为是一条蛇在杯中，顿时冷汗直冒。但县令是他的顶头上司，请他喝酒又不敢不从，所以硬着头皮喝下了这杯酒。仆人再给他斟酒时，他借故推脱离开。回到家中，杜宣忧虑万分，他越来越觉得自己刚刚喝下的那杯酒里有一条小蛇，觉得那条蛇在腹中蠕动，顿觉腹痛难忍，寝食难安。家中人赶紧请大夫给他诊治，但服药几天，就是不见好转。过了几天，应郴来到杜宣家中问他是如何得病的，杜宣就说了那天喝的酒中有蛇的事，应郴安慰了杜宣几句便回府了，他始终不明白为什么杜宣喝的酒中会有小蛇。突然，北墙上那张弓引起了应郴的注意，他坐到了那天杜宣所在的座位上，发现杯中有弓的影子，影影绰绰间还真似一条小蛇在蠕动。应郴命人把杜宣接来，告诉他事情的真相，并还原了现场，杜宣的病当下就好了。

这个故事明确反映了忧虑带给人生理上的不适表现，疑神疑鬼会给自己的身心带来巨大的压力，弄垮自己的身体，药石无医，心病还需心药治啊。

4. 心理殇之悲伤：人生在世总有悲喜，放下

人类在悲伤时，往往会觉得心痛。西医学研究表明，这里的心痛，其实应该是上腹部的胃痛。因为胃酸的分泌受大脑皮质对 H_2 受体的控制，伤心时

刺激大脑皮质使胃酸分泌增加，刺激胃黏膜，所以产生了痛感。

悲伤的情绪对人体有害是人尽皆知的，假如一户人家在办白事，亲朋好友来了后对死者家属说的最频繁的两个字就是"节哀"。《红楼梦》中，林黛玉的死虽然有其他因素的影响，但与悲伤这一情绪也撇不开关系。

林黛玉生性多愁善感，在她进贾府时文中就提到，她患有不足之症，泛指各种虚证。根据小说的描写，林妹妹患的是慢性病，十分难缠，容易复发，吃了许多药也不见好，病症表现为咳嗽、咳痰、数量不等的咯血。有人根据病情的演变发展分析林黛玉所患之病为肺结核，从中医角度分析，林黛玉得肺病也算是情理之中。中医认为，肺脏在志为忧，还有一说在志为悲，悲伤肺。悲和忧略有不同，但对人体生理的影响是基本相同的，所以，肺在志可以为忧和悲。过度悲伤会损伤肺气，使肺气宣发肃降的功能失调，出现呼吸气短、喘不过来气等现象，这也就是为什么人们在听到悲伤的消息时会突然感觉胸闷气短、呼吸困难。

人生总会有风浪，总会有悲喜，健康才是人最重要的资本，我们为什么不好好爱护自己呢？

5. 心理殇之嫉妒："红眼"看人恨这恨那，舍得

嫉妒这一情绪本身不会对身体产生什么影响，但是往深处想，嫉妒这一心理很容易产生仇恨，而仇恨会引发愤怒。

她得到老师的表扬了！他升职了！他买彩票怎么又中奖了？为什么他会得到奖学金？为什么他参加比赛得了头奖？为什么我没有得到这些？！为什么幸运女神都降临在他人头上？这时候就会恨上苍不公。

仇恨会让人得"红眼病"，让我们在嫉妒他人的同时忘记了自己的方向，当一个人因嫉妒沉浸在仇恨里，就会愤怒且郁闷。其实，只关注他人的成就与辉煌，不仅迷失了自我，而且也伤害了自己的身体。抑郁会对身体造成什么样的影响呢？西医学研究发现，长期抑郁会导致色斑的形成、脑细胞衰老

加速、胃溃疡等，长此以往会导致抑郁症。而且，抑郁在很大程度上也与悲伤类似，整日唉声叹气，顾影自怜，自怨自艾。事实上，生活中也确实有很多人成为了下一个"林妹妹"。

中医认为，肝虽然在志为怒，但是肝主疏泄，而长期抑郁会使肝气郁结，从而引发肝病。怒伤肝，郁也伤肝。肝脏不管在西医还是中医观念中，都是十分重要的存在，为什么要因为他人，而伤害自己的身体？这"买卖"，不管怎么看，最后都亏得血本无归啊。

如果你有爱看书的习惯，那么恭喜你，嫉妒这个问题，就不攻自破了。

除了读书之外，还应该如何应对嫉妒这一心理呢？要面对嫉妒，也不难，正确认识嫉妒，正确认识欲望，找到自身的长处，对自己有信心即可。嫉妒很大程度上来源于欲望，不合理的欲望会让自己痛苦迷失，会让自己眼红他人的所有物，继而产生嫉妒，怨恨，愤怒。人可以有欲望，但不要有贪欲，物极必反。我们应该给自己的欲望打一个折，让其控制在自己手中。不要被欲望奴役，我们本该是它的主人。宠辱不惊，闲看庭前花开花落；去留无意，漫随天边云卷云舒。淡泊宁静，恬然自适，方能达观进取，笑对人生。

6. 心理殇之焦虑：坐立不安心生绝望，直面

曾经有个网络语非常火，叫"压力山大"，压力大带来的就是各种焦虑，那么，焦虑又会对人们产生什么样的影响呢？

焦虑和紧张的定义有一定的区别，但是二者对生理的影响在一定程度上是几乎一样的，因此大家应该觉得焦虑和紧张差不多。二者都能使人注意力不集中、呼吸困难、尿频、心悸、失眠等。可以说，紧张就是轻度的焦虑，但是过度焦虑就得考虑去看医生了，焦虑过度会导致焦虑症。焦虑症患者会表现出恐慌，坐立不安，心烦意乱，对外界事物失去兴趣，头晕，呼吸急促，出汗，震颤等，甚至会引发惊恐障碍，产生濒死感或失控感。是不是听起来很刺激？濒死感？没错，过度焦虑会让人失控，会让人发狂，会让人绝望。

焦虑的确可怕，但并不是没有办法解决，只要积极寻求帮助，有信心，勇敢去面对，就一定会战胜它。

最常见的几种心理殇就先列举到这里，但是还有许多没有涉及，还有许多需要完善。我们的心理会对身体产生重要的影响，正如文章开头所言，意识对物质具有能动作用。所以，为了健康的身体，我们也要有健康的心理，做情绪的主人。

心理无殇，生命无恙。

三、补药成堆，不如试试让"心里好受些"的妙法

人类的机体由什么组成？细胞组合成组织，组织组合成器官，器官又组合成系统，系统相互组合成为人类的机体。就是各种有机物嘛。再往微观上说，就是各种化学元素组成的，碳、氢、氧、氮、磷、硫、钾、钙等。自然界其他动物也是由此组成的，人类特殊的地方在哪里？

1. 人类有丰富的感情

我们有意识，同样的，我们也拥有丰富的感情。但是这并不是完全的好事，凡事有正必有反，有明必有暗。有意识就一定是好事吗？会思考也会带来问题，有心智的存在，也会有相应问题的存在。但是同样的，有问题的存在，就会有问题的解决方法。

有一部电影叫《律政俏佳人》，幽默不失励志，搞笑不乏讽刺。女主角在经过努力终于能够参与人生中的第一起案件，发现当事人是自己的健身教练，女主角曾跟着她学习美臀操，据女主角自己说，还取得了不错的效果。这位美女健身教练被指控故意杀害自己的丈夫，女主角听到这指控当下就说这不可能。她的老师问她有什么证据吗？女主角面带微笑，说了这样一句话："因为她热爱运动，运动使人快乐，所以她绝对不可能杀人。"

2. 常给自己补点"快乐激素"

后来的故事在这里我不详谈，大家有兴趣可以自己看看这部影片，虽然女主角当时不太成熟，但是，她的这句话却是正确的，运动的确会使人快乐。运动一方面转移了我们的注意力，另一方面，还能在运动过程中把不良情绪发泄出去。在生理方面，运动会让我们的大脑产生一种叫作"内啡肽"的物质，它能使我们感到开心和满足，因此，它被称为"快乐激素"。当我们运动时，我们的身体会进行内分泌活动，内啡肽也会"出生"，而且，运动还能使身体合成血清素和多巴胺，也会让人感到愉悦，所以，在运动过后，我们会觉得开心一些。

运动是解决不良情绪最好的帮手，愤怒、伤心、忧虑、害怕、焦虑等，都能通过运动得到缓解。在日常生活中稍加留意便会发现，那些经常运动的人的精神状态较之一般人好，所以大家不要再继续做宅男宅女了，为了自己，动起来吧。

对于较普遍的心理问题，多数能通过相似的方法解决，运动就是其一。当代人要背负许多压力，不管压力对自己造成了什么样的影响，解决方法都可以共用。

3. 放过焦虑，让焦虑放过你

当代人最常见的心理问题可能就是焦虑，除了运动之外，还有其他的方法可以解决你的焦虑问题。比如，听一些舒缓的音乐，起身看看窗外的风景，出去散散步，天气好的时候抬头看看天空，沐浴温暖的阳光……所有这些都会不同程度地驱散你心中的阴霾。另外，看一场励志的电影也是不错的选择。本人就很喜欢看电影，一部好电影就是一种人生，看完了千万部电影，就像过完了千万种人生。

此外，还可以培养一个修身养性的爱好：有人喜欢运动，那就动起来；有人喜静，那就修习书法、绘画、下棋、弹琴之类的活动；还有人喜欢看书，古今中外名著典籍浩瀚宏大，读书不仅可以减压，而且可以丰富自己的精神世界，提升自身水平。

掌握发泄之道是应对各种负面情绪、面对各种心理压力时最有力的武器。以上提到的运动就是发泄方法之一。大家都知道，有不良情绪时，不能憋在心里，容易憋出病来，这并不是空穴来风，郁而成疾的例子不少了。所以，心中有气还是发泄出来好，只要掌握正确的发泄方法就能减轻压力、缓解焦虑。

4. 外科医生为什么爱讲"段子"

大家是否知道外科医生的必备技能？专业技术自然是必备的，但是另一种"技能"也是必备——讲笑话。外科医生常年操刀，也经常连做好几台手术，每次手术都好几个小时，身心俱疲，而笑话是减压必备之品。我们也可以经常看一些小笑话，开怀大笑是解除压力的良药，不管是什么烦恼，只要笑出来，就能帮助我们面对它并有寻找解决它的力量。

另外，我们也可以用最直接的发泄方法——哭。这实在算不得什么丢脸的事，男儿有泪不轻弹，但是该弹的时候就得弹。在独处的时候尖叫、大哭，哭累了倒头睡一觉，醒来时就会觉得轻松一些。人生本来已经很不容易了，何必还要为难自己呢？

再者，我们还可以通过游戏放松自己，不是指电脑游戏，而是最纯粹的孩童游戏。游戏不只是属于孩童，它会陪伴我们走过一生。去公园里转转，看看跳广场舞的大妈们，看看公园里的游乐设施，喜欢哪个就去尝试吧，谁还没有一颗童心？在公园里，置身花草树木之间，深呼吸，是不是觉得浑身都舒爽了？

倾诉也是减压必备，哪怕是对着自家的宠物倾诉。当然，和家人一起交谈再好不过了。挑一个阳光明媚的天气，和家人一起出门，去哪里都好，和亲人倾诉自己近来的压力。和家人一起玩游戏，不仅能缓解压力，而且能密切家人之间的关系，一箭双雕，何乐而不为啊？

5. 世界这么大，我想去看看

当然，还有更加"疯狂"的做法，是不是觉得网上那些说走就走的旅行特别潇洒、随性？如果有条件我们也可以来一次说走就走的旅行哦，前提是一定要保证自己的人身安全。大家看过《白日梦想家》这部电影吗？这是我最喜欢的电影之一。男主为工作所累，机缘巧合之下，开启了人生中最精彩的旅程。我们也可以来一次说走就走的旅行。

旅行是"逃"的过程，但这里的"逃"并不是指"逃避"，心灵的出逃是给自己一个喘息的空间，唯有了解自己的目的，明确自己的方向，人生才会更加精彩。

6. 郑板桥说，难得糊涂

除以上几种方法外，我们还应该记住这四个字——"难得糊涂"。这是扬州八怪之一的郑板桥从一生的经历中总结出的四个字。这四个字说起来、理解起来都非常简单，但是做起来却十分不易。聪明难，糊涂更难。《红楼梦》中的王熙凤八面玲珑、聪明绝顶、精明能干、口才了得，但最后却落了个"机关算尽太聪明，反误了卿卿性命"的结局。我最喜"知白守黑"四个字，《老子》第二十八章："知其白，守其黑，为天下式。"看透不说透，大智若愚也不过如此。糊涂不等于昏庸，真正明白糊涂的人会活得更加逍遥自在。

当然，如果你的心理疡已经到了很严重的地步，不要害怕，在家人的帮助下寻求心理医生的帮助吧，必要时可以介入药物治疗。没有什么坎是过不去的。我在网上看过一个故事。网络上有人问："手腕上动脉在哪儿？要具体详细的位置。"下面网友的回复让人暖心："你在哪儿？我爱你！""你干什么呢？别做傻事，我爱你呀！"这个世界并不冷漠，想想有那么多人爱着你，还有什么比这个更加珍贵呢？

之后，则是老生常谈的建议，让自己积极乐观起来吧，就像一瓶酒洒了，悲观的人看到了很伤心说："唉，这可怎么办，全都没有了！"而同样的情况发生在乐观的人身上时，却有不同的话："还好还好，还没有洒完，还剩一些。"换一种思维，你会窥见别样的洞天。想得开，放得下，舍得舍得，有舍才有得，塞翁失马，焉知非福啊。

7. 年轻女子得了癌症，反而活得更灿烂了

再给大家讲一个真实的故事。故事的主人公是某地区的一个年轻女子，有一天她发觉身体不适，去医院检查，结果让女子吃了一惊，是癌症。家人很着急，想让她住院治疗，哪知这姑娘心情平复后倒也看得开，表示不愿意住院，她说她想和家人一起去旅游，她想在最坏的结果到来之前看看这个世界。家人理解了她，简单收拾了下就和她一起去看这个世界。就这样，她和家人走遍了大江南北，每天都沉浸在美丽的风景中，或壮丽或柔美的自然风光让一家人都忘却了不久前听到的检查结果。在旅行结束后，这个女子的生命并没有结束。她又去医院检查了一次，惊喜地发现，她身体里的癌细胞竟然全部消失了！连医生都觉得这是个奇迹，家人喜极而泣。

这是一个好像存在于童话里的故事，但是它就这样发生在了现实世界里。快乐是一剂良药，还有什么良药比快乐更有效？开朗、豁达、乐观、勇敢、积极、开心、拼搏、自信——这是我们活在世界上的力量来源。

送给大家一句话："开阔视野，看见世界，贴近彼此，感受生活，这就是生活的目的。"

——《白日梦想家》

四、别把你挣钱的地方当"战场"

对很多人来说，工作是他们心力交瘁的重要缘由，没有工作的为工作发愁，有了工作的还会有许许多多的烦心事：如何与同事相处，如何与上司相处，如何与客户相处，怎样面对沉重如山的工作压力，如何调整工作与家庭的天平等。不懂得如何调节压力就会出现各种各样的心理问题。

职场是没有硝烟的战场，职场里的每个人都是战斗的士兵，谁不想当将军？谁不想让自己出类拔萃？"负重"在一定程度上可以激励自己前行，但过重的担子会让自己不堪重负。如今，职场心理问题也十分严重，那么，职场人士的心理危机有哪些呢？为什么会有这些心理危机出现呢？

1. 注意五类人，你就是同事的"最爱"

身在职场，如何与同事相处是每个人都必须面对的问题，也是每个人都很关心的问题。跟同事关系的好坏决定着自己在职场中适应程度的高低。

在成长过程中，人们不仅需要与父母建立良好的关系，也需要和他人建立稳固的关系，多交朋友。这些朋友中可以有刎颈之交，出生入死的好兄弟；可以有莫逆之交，情投意合、友谊深厚的朋友；还可以有点头之交，交情甚浅，见面不过互相认识罢了。但无论是什么样的朋友，都是朋友，多多少少有些交情。常言道：朋友多了好走路。这句话不免有些功利，不过自有其道理，但在这里并不是要鼓励大家功利地多交朋友，而是要多与他人交谈、沟通，拥有自己的人脉和人缘。

（1）千万别把同事都得罪完了

小李是一名公司的员工，气质好，相貌佳，业绩也不错，但就是人缘不好，公司没有人愿意和她搭档，有事时也没有人愿意帮她，生病时没有人愿意替她工作，甚至没有人愿意去问候她。原来，小李是独生女，在家中像公主一样地生活，虽然才貌俱佳，但偏偏品格不好，被家人宠出了毛病，待人处事全看自己，不顾客观事实，说话不留情面，其他人对她的好在她眼中也全都成了理所应当，难怪同事都不愿与其共事。

在职场上，拥有好的人脉和人缘的确是很棒的事，但是有的人偏偏就没有好人缘，就如上文中的小李。这与个人性格和成长环境有关。独生子女多是集万千宠爱于一身，容易养成以自我为中心的习惯，总是把别人对自己的好当作理所当然，而且习惯以自己的眼光去评价别人，做不到客观公正，太过以自我为中心，还不懂得感恩，难怪没有好人缘。

（2）重要事情说三遍：不要做单位里的"酸"人

除了这种不会交朋友的，还有见不得同事比自己好的人，这种人就是我们常说的"吃不到葡萄说葡萄酸"的人。

小林是一个见不得别人比自己好的人。在公司，只要其他同事再某方面表现得比自己好，就会酸几句，导致大家都不喜欢她。比如，有同事在某方面业绩突出，她就会说："不就是在这方面做得好吗？你看他做别的事也没这么好啊，这事换我能做得比他好。"如果有同事被表扬，小林也会酸几句："不就是被领导夸几句，有什么用，真有本事怎么不升职啊！"别的同事都受不了她的这种行为，大家都开始疏远她。

这种心理在职场中比较多见，人总有嫉妒之心，在一定范围之内，嫉妒会起到积极的作用，嫉妒源于竞争，竞争是好事，但是超过特定的范围，就开始扭曲变质，所以要及时发现并克服这种心态，主动虚心地向他人求教，慢慢就会好起来的。

（3）做人不能没底线，尤其在单位

性格比较冲的人在职场中存在，同样，性格懦弱的人在职场中也不少见。比如下边这位。

琳琳是个善良的女孩儿，乐于助人，别人有什么需要都会找她，本是好事，但某些时候也开始变质。琳琳不敢拒绝别人请求她的事，即使自己很勉强甚至根本做不到，她也会答应下来。她自己也觉得很痛苦，但是如果不答应反而会觉得有愧于他人。所以总是答应下来各种各样的事，什么帮忙做个表格啦，去领个快递啊，今天有事啊帮忙加个班吧……琳琳都应承下来。这给琳琳造成了很大的困扰，也带来了痛苦，她的压力很大。

其实这种人在现实生活中并不少见，不会拒绝他人的人，不懂得如何对他人说"不"，甚至是陌生人的请求也难以拒绝，哪怕自己觉得不舒服。这种人在职场中不能说人缘不好，但也很难说人缘很好，比起以上两种人人缘要好一些，但活得却并不比他们轻松多少。

（4）话越多，别人离你就越远

职场中常见，同样在生活中也很常见的有这么一种人，江湖人送外号"长舌妇"，喜欢在背地里讲别人坏话。跟上边的酸葡萄有几分相似，只是明暗的区别。

笑笑在公司里已经有一段时间了，但是大家从一开始对她的关照变成了后来的疏远，因为笑笑喜欢在人后说三道四。"你看他这次业绩又是第一，肯定用了什么手段吧。""平时也没看她怎么努力，怎么就升职了，肯定有内幕。"说这些不算，还经常把其他同事有意无意告诉她的小秘密转身就抖出去，搞得大家都很尴尬，不久之后就没有人愿意和笑笑谈笑了，她自己也很难过。

这也是给当事人造成心理压力的一种情况，评论他人其实在生活中是不可避免的，但是要想进行客观公正的评价很难。这种情况出现的原因多是当事人对自己不自信，内心恐惧，害怕自己成为他人评判的对象，所以先下手为强。其实不然，大家可知道苏轼与佛印的故事？

（5）你心中有什么，你见到的就是什么

才子苏轼与高僧佛印经常一起参禅打坐，苏轼总爱占佛印便宜。一天，二人又在一起打坐，苏轼问："佛印，你看我像什么？"佛印说："我看你像一尊佛。"苏轼听后大笑反问佛印："你知道我看你像什么吗？"佛印摇头，苏轼说："我看你像一堆牛粪。"苏轼又占了便宜，回家很高兴地对苏小妹说起这件事，苏小妹说："你这个悟性还参禅吗？你不知道参禅最讲究见心见性吗？你心中有什么，你见到的就是什么。"苏轼哑口无言。

其实这个故事推广到众生身上也都是一样的，你心中是怎么想的，你所看见的世界就是怎样的，上文中的笑笑不自信，害怕成为大家评判的对象，其实大家心中并没有这样的想法，只是笑笑心中这样想，所以她以为大家都会这样。记住，你心中的想法是什么，你眼中的世界就是什么。别太过自卑，别太过恐惧。

2. 告诉你个在领导面前"光芒万丈"的秘密

能成为他人上司的人一定是有过人之处的，或精明能干、能力出众；或以德服人、体恤下属；或气场强大、雷厉风行。但职场人士也会因为不知如何与上级相处而生出许多烦恼，承受沉重的心理压力。

（1）领导太强势怎么办

小江的上司是一位很强势的领导，对下属要求十分严格，工作中不允许出现任何差错，若是有什么差池总是不留情面地批评下属，小江很害怕他，久而久之，小江看到老板就害怕，甚至不敢从老板办公室门口经过。这给小江很大压力，小江不知道该怎么办。

这种上司在职场中很常见，像小江这种下属在职场中也不少见，这是职场人士的主要心理压力来源。遇到这种领导，下属要想办法提高自己的能力，增强自己的实力，让老板满意自己的工作，这样就有底气与老板沟通。与老板沟通也要注意方式，不要把注意力都放在工作中的错误上，要把老板的注意力引向过去的成绩以及下一步的做法上。

像那种以德服人、体恤下属的上级大概是所有职场人士都想遇到的吧，这种老板好相处，也没有太多心理压力，但记住，要做好本分工作，这种领导可遇不可求，真的遇上当然是且行且珍惜了。

（2）要快速适应角色的变化

其实在职场中有这么一种情况，就是升职后如何与以前的同事相处，这种情况出现的概率也不小，而且也非常考验人性。小刘就是这么一位升职的职场人士，由于能力出众得到了上级的赏识，升职加薪。本是高兴的事，之后出现的情况却让小刘烦恼不已。

小刘升职后明显地感觉到曾经的同事多多少少对自己有些敬而远之。有一次她进办公室，进来之前同事们都热火朝天地聊着什么，可她一进来就立刻安静了，大家都开始做自己的事。尤其是在小刘因为工作上的事解雇了一两个同事后，这种敬而远之的感觉越来越明显。

这种角色上的变化很多时候的确让人有点无所适从，但也不是很难解决。升职后的人士记得要谦虚待人，不宜太张扬，对待昔日同事要问心无愧，提防"酸葡萄们"的诋毁。做到以德服人，以理制人，当断则断。

3. 客户变朋友，你就会越来越富有

在职场，除了面对同事、上级领导，还有最重要的一个对象——客户。

小杨约见一位客户，要谈一笔生意，二人在客户家的书房中见了面，细心的小杨留意到书架上很多关于中医类的书籍，于是小杨以此为突破口，与这位客户攀谈起来。结果当然是这次会谈很成功。

其实与客户相处，关键就是要找到客户的喜好，这样商谈就会好很多。与客户相处还需要把握好时间，提前询问好客户的时间。一味地按照自己的想法和时间来只会给客户留下不好的印象，要以客户为先，为客户着想，会给自己加分，与客户商谈也会轻松很多，会取得预期甚至比预期更好的结果。

4. 压力最大的危害，是你对压力的看法

不懂得如何面对压力会让自己的心理负担更重，所以职场减压很重要。

上文中提到的与同事相处、与上级相处和与客户相处都涉及如何面对这些压力，但职场人士的压力远远不止这些。

（1）周一综合征

这个名词对多数人来说并不陌生，每到周一，困倦、乏力、头晕、精神

恍惚、注意力不集中等状态困扰着许许多多的人。不懂得如何解决就会在周一变得烦躁异常。不过解决办法也很简单。首先，要完成自己手头最要紧的事情，把工作做完。其次，要与朋友们多交流、多沟通，和外界保持联系。然后，要多运动，运动时人们只注意自己的身体和心情，可以暂时抛却外界的烦恼。之后，就是要多休息，双休日当然是以休息为主。最后，记得保持良好的作息，周日晚最好能在十一点前就寝。

（2）除了周一综合征，还有周末综合征

一直处在高强度的工作环境下，突然轻松下来反而无所适从，这种情况也不少见。其实周末是上班族最为期盼的时光，就像周末也是上学的孩子们最为期待的时刻，孩子们会在周末写完作业后做各种各样的事，因为剩余的时间都是他们自己的，想做什么就做什么，对于上班族也一样，工作后的时间都是自己的，可以随意安排，就算是对着天空发呆也不会有人管，更何况这世界上还有其他很多更有趣的事情：和朋友逛街，和父母一起看电视聊天，和对象一起约会。这么多美好的事情，只是想想就觉得开心，还有什么理由焦躁不安呢？

（3）假日综合征也要调整

除此之外，还有一种名为假日综合征的心理疾病。与周末综合征类似，人们在假日过得比在工作时还累，假日综合征是由于人们对长假不适应或者不正确的度假方式造成的心理或生理的不良反应，其实不是一种疾病。只要方法正确，还是可以很愉快地度过假期。如，刚上班时，不要把日程表排得太满，给自己一个过渡的时间；在假期，要合理安排自己的时间，假期最后两天要回归工作状态；假期不要一味地玩乐，要给自己休息的时间，不要拖着疲惫的身体去上班等。

工作中的压力总是让人无可奈何，现在的人不是对着电脑就是对着一大堆资料，十分疲惫。其实，放下工作，让灵魂跟上肉体，让心灵短暂出逃又何尝不是一种解压的方法呢？在工作间隙，忙里偷闲，听听音乐，喝点咖啡，或者看看窗外的风景，与同事聊聊天，享受片刻的欢愉，让自己慢下来，也是不错的减压方法。

（4）把压力吃光光

另外，大家知道吗？其实饮食也可以帮助我们减压。不过不要去想那些高糖高热量的垃圾食品了，那些东西吃了不仅不会减压，还会给自己带来健康方面的烦恼。

言归正传。日常生活中的减压食物主要有全谷类食物、南瓜、薄荷、茉莉、番茄、鸡肉、香蕉、葡萄、柚子、菠萝、樱桃、菠菜、大蒜等。经常吃减压食物确实可以帮助我们慢慢释放全身心的压力，让我们变得轻松起来。

5. 送君一支家庭事业两不误的"上上签"

现在不仅女性要学会如何调节家庭与工作的天平，男性在这方面也需要注意，现在的职场人士很难同时照顾到家庭和工作两方面，尤其是女性。

小孟是一家报社的记者，她虽然结了婚，但是没要孩子。而且工作也越来越忙，她就没考虑这事，但她的丈夫想要个孩子，家里也在催。她很矛盾，现在是事业发展期，她不想放弃自己的工作，可是丈夫和家里又一直催。因为这件事小孟和丈夫、家里也吵过几次，现在几乎到了要离婚的地步。

女性在职场中确实处于弱势，而且女性要承担的社会责任和男性不一样，在一个物种中，雌性都要担负起繁衍后代的大任，所以，职场中的女性大多会遇到工作和家庭相矛盾的境地。这给女性带来了许多烦恼。

其实，要想调节好这个天平也不是不可能。男性相对来说好做一点，应该在工作之余多关心老婆孩子，周末尽量快点完成手头工作，带着家人出去走走转转。女性则应该分清主次，要确定什么时候什么事是最重要的，有次序地安排自己的生活。在人生的不同阶段，侧重点也应不同，女性要学会在不同时期掌握不同的事，承担自己应该承担的责任。工作中的责任自然不必多说，家庭中的责任也要承担起来，不要忽视自己的另一半。而且，生孩子并不等于放弃事业，在备孕期间，也可以学习专业知识，为自己以后的工作打好地基。最后，人生在世，也要学会有所取舍，这个世界上并不是所有事都能做到"完美"二字，须知鱼与熊掌不可兼得。

五、上有老、下有小，怎样"活得好得不得了"

动物都会出现心理问题，人类的心理问题表现得最为丰富。心理问题对于任何人来说都是大危机，在这种危机出现之前都会有相应的征兆，正如雨前低飞的燕子、冬雪前的薄雾。准确地观察出这些征兆有助于我们更好地应对心理危机，那么，什么是心理危机，其征兆又是什么呢？

1. 注意，你的心理危机来了

危机有两个含义，一是指突发事件，出乎人们意料发生的，如地震、水灾、空难、疾病暴发、恐怖袭击、战争等；二是指人所处的紧急状态。当个体遭遇的重大问题或变化使个体感到难以解决、难以把握时，平衡就会被打破，正常的生活受到干扰，内心的紧张不断积蓄，继而出现无所适从甚至思维和行为的紊乱，进入一种失衡状态，这就是危机状态。危机意味着平衡稳定的破坏，引起混乱、不安。危机出现是因为个体意识到某一事件和情景超过了自己的应付能力，不是个体经历的事件本身。而心理危机，可以指心理状态的严重失调，心理矛盾激烈冲突难以解决，也可以指精神面临崩溃或失常，还可以指发生心理障碍。

不同的心理危机出现的征兆大多相同，主要表现在生理上、情绪上、认知上和行为上。生理方面可表现为肠胃不适、腹泻、食欲下降、头痛、疲乏、失眠、做噩梦、肌肉紧张等。情绪方面可表现为害怕、焦虑、恐惧、怀疑、不信任、沮丧、忧郁、悲伤、易怒、易哭、绝望、无助、麻木、否认、孤独、紧张、不安、愤怒、烦躁等。认知方面则会出现注意力不集中、自卑、选择困难、过度依赖他人、不能自主做决定、健忘、工作效率降低、过度关注危机事件等。行为方面则表现为反复洗手、反复消毒、社交恐惧、不敢出门、害怕见人、暴饮暴食、容易自责或怪罪他人等，还有人表现为将所有精力放在自己的爱宠身上、过度依赖药物、不开心就吃抗抑郁药等，这些都是心理危机出现的征兆。

有的人可以在这些征兆出现时及时察觉并寻找有效的方法解决这些危机，但有的人却后知后觉，不能及时发现自己的变化，不寻找相应方法去解决，任由其发展，最终产生难以想象的后果。还有的人即使发现这些变化，也不会采取措施积极应对，而是消极处世。

2. 心理从出问题到崩溃，只有四步

心理危机的发展通常有四个阶段。首先是冲击期，当你突然遇到一件事，不能接受，感到恐惧，慌乱，不知所措。其次是防御期，表现为想努力恢复心理上的平衡，但还是不知道该如何做，有些消极，否认自我。再次是解决期，接受事实，寻找解决方法，积极面对。最后就是成长期，经历了这次事件让你变得更加成熟强大，积累了应对危机的经验。有这么一句话，不能杀死你的将会让你更强大。但并不是所有人都能正确面对危机，消极处世的也大有人在。

当心理危机降临，不要慌张，心理危机是心理问题，不是疾病，我们有很多方法应对这些问题，只要勇敢面对，积极采取相应措施，我们就能脱离阴影，坦然站在阳光下，变得更加强大。

六、10 大解救心理压力的法宝，让你做个大心脏的人

随着社会的不断发展进步，人们对健康和幸福的定义也在不断改进。世

界卫生组织对健康的定义是：健康不仅指一个人身体没有出现疾病或虚弱现象，而是指一个人生理上、心理上和社会上的完好状态。包括躯体健康、心理健康、心灵健康、社会健康、智力健康、道德健康等。一个人，仅仅身体健康没有疾病已经不能算是健康了，还要保证心灵的健康才符合现代健康的标准。

无论是哪个阶层都要适应当代都市的快节奏生活，包括不同的年龄、不同的收入、不同的工作等，但并不是人人都能很好地适应这种节奏。如果没有正确的方法应对这些压力，人们就会时时刻刻受到心理问题的威胁。有人说过这样一句话："人类进入了心理负重年代。"如果不及时处理这些问题，不仅对个人本身造成生理心理上的伤害，更甚者，还会危害他人和社会。

那么，该如何应对形形色色的压力呢？

法宝一：远离致命的拖延

不管是学生还是职场人士，多多少少应该都有拖延这个毛病。拖延对每个人来说都不陌生，我们都深知它的致命之处，但却没有多少人能够逃脱它的掌控。

小孙大学第一年过得还算滋润，只是末考将至，小孙平时和室友玩玩闹闹，专业课学得不怎么好，但好像一点也不担心，室友们开始复习了，他还是抱着手机不撒手，室友催他，他也只是应付道："好，明天就开始复习。"明日复明日，末考降临。小孙在考试前一晚熬夜复习，发现自己什么都不会，知识点又碎，室友们都睡了，小孙还在看书，看到很晚。第二天考试可想而知，没有睡好，也没有复习好，小孙很后悔。

不知道大家对小孙的经历有没有感同身受呢？拖延真可谓是人类一大劲敌，拖到最后，事情没办好，自己也追悔莫及。其实，要打败拖延，也没那么难。

在一开始，不如先给自己制作一个时间表，作为一个学生，课堂时间就不说了，将课前、课后时间利用起来，周末时间也不能随意浪费，要有一个周全的计划。其次，为自己设定一个奖励机制吧，自己给自己一个任务，完成后就给自己相应的奖励。最后，找个学习伙伴来互相监督，拒绝任何借口，除非是十万火急的事。大学之前的学业生涯不管自己喜欢与否都避免不了语文、数学、英语这三门必修课，但是在大学，可以选择自己喜欢的专业，即使因为家庭或者分数的原因没有考上自己心仪的大学，没有选到自己心仪的专业，也不能就此自暴自弃，要对自己的专业建立起自信，对自己的专业抱有积极乐观的态度，喜欢才能做得更好。

学生可以这样做，职场人士一样可以这样做。给自己制定时间表，为自己设立奖励机制，职场人士想找个人来互相监督可能有些困难，但是谨记一点，不要为自己的拖延寻找任何借口。对于自己的工作，也要抱有积极的态度，如果喜欢自己的工作，当接到任务时，就不会一直拖延下去了。

法宝二：别让"一不留神"搭进去了生命

有位老人在公园带孙子，一不留神的工夫，孙子不知道跑哪儿去了，吓得她老命都快没了，赶紧到公园管理处广播寻人。很多老司机都有这样的感悟，开车的时候稍一不留神，那就是车毁人亡！

不专心就是这么可怕。在听课或开会时注意力不集中会造成不良后果，知识点没听到，这章节不懂；开会内容漏听，老板说什么没听到。是不是想想就头大？专注在当代人身上体现得很模糊，拥有这个品质的人越来越少，甚至到了稀有的地步。

不知大家是否看过《阿甘正传》这部电影？阿甘是一个怎样的人呢？傻傻的，爱一个人爱到底，做一件事做到底。电影开头的阿甘——相信每一个人都会有这样的感觉——傻傻的，憨厚老实，甚至有些呆头呆脑，校长说他智商只有75分，必须进入特殊学校，他的腿脚不方便，必须借助一个笨重的铁架子。但就算这样又如何？铁架子束缚不了他，他因为跑得快进入橄榄球队，又进入大学顺利毕业。后来进入部队，因为专注，或者说，因为"傻"，因为长官让他做什么他就做什么，他在部队很受长官赏识，他本人也觉得在部队还不错。后来参加越战，中埋伏时因为跑得快成为唯一幸免的人，还回去救了其他战友，因战功显赫成为越战英雄，又因为战友经常说的一句话，买船捕虾，成为最有钱的虾船船长，最后又跑遍美国。不仅仅因为专注，还有清晰的目标、坚持，如果你现在对人生感到迷茫，不妨去看看这部电影。因为专注，因为有清晰的目标，因为坚持，先天有缺陷的他却到达了很多正常人穷其一生都难以企及的高峰。

专注有多难？首先，我们应该去掉内心的浮躁。很多年轻人都有这个缺点——浮躁，对很多事情都有兴趣，都想尝试一下，这未尝不是一件好事。但术业有专攻，不妨等到学好自己的专业，做好现在面对的工作再去考虑其他的事情。其次，在做一件事情之前，对自己进行心理暗示，给自己写一个标语放在最显眼的地方，想看手机、想玩游戏时就看看这个标语，告诉自己，先把手头的事情做完，做完再放松，类似于上文中的奖励机制。再次，我们每个人都要做优秀的时间管理者，按照事情主次排好序，一次只做一件事，完成后再考虑下一件事。最后，有一个持续而稳定的目标，当你有了一个目标，并为之努力奋斗的时候，你会发现专注的能力有了迅速的发展和变化，有一个目标就会专注工作并且不受干扰。

法宝三：别稍遇困难就紧张得如临大敌

紧张也是困扰着不少人的心理问题。各个年龄段的人都会紧张，适当的紧张会激励人前行，但紧张一旦过了头，就会给自己带来麻烦。

小赵是高中的学生，每到考试都会很紧张，考前再怎么复习，一到考场上就手心冒汗，大脑一片空白，做题哆哆嗦嗦，总是发挥失常，但当发下卷子，他自己再看的时候就能把之前不会的题做出来大半部分。这让他很苦恼。有同样烦恼的还有王先生，一位已在职场中打拼了几年的人士，但还是经常紧张，公司开会发言，轮到他时总是会忘词。王先生也很无奈。

紧张是每个人都会有的反应，不要害怕紧张，要学会接受并克服它。首先，要相信自己，并不是要让我们自负，而是要学会控制自己，要告诉自己：我可以依靠自己，不依靠自己还能依靠谁，不相信自己，还能相信谁？任何时候，都要相信自己，依靠自己，不要自我怀疑。其次，要坦然面对和接受自己的紧张，如果紧张，不妨放下手头的工作，出去走走，做一些简单的运动，活动活动身体，不要过分劳累，深呼吸，放松一下自己。如果这些也不行，还有更简单粗暴的方法：撕旧报纸，踢墙，找一张白纸拿着笔在上面乱写乱画，内容毫无意义也无所谓。其次，我们也要学会提高自己的承受能力，循序渐进、从小到大地克服困难。最后，我们也可以寻求社会支持，朋友、家庭都可以为我们提供帮助。也有人会说，我的紧张来源就是我的家庭，那么就采取前三种方法，别让自己太累，做到劳逸结合、张弛有度。还可把烦恼向你信任的、头脑冷静的人倾诉，说出来会好很多。

法宝四：我们想要的很多，需要的很少

欲望是这个世界上既美好又可怕的东西。它可以让人们变得更加完美，催人向上，也可以让人们变得丑陋不堪，堕入深渊。人生有欲望就会有痛苦，没有欲望又没有生存的动力。似乎很矛盾，但又有道理。

大家知道约翰·戈达德吗？美国西部一个一贫如洗的农家少年在八岁时得到了一份世界地图作为自己的生日礼物，使他对这个世界充满了向往，于是在十五岁那年列下了自己《一生的志愿》——"要到尼罗河、亚马孙河和刚果河探险；要登上珠穆朗玛峰、乞力马扎罗山和麦金利峰；驾驭大象、骆驼、鸵鸟和野马；探访马可·波罗和亚历山大一世走过的道路……"他洋洋洒洒地罗列了 127 个愿望，但是很多人看后都一笑了之，认为那不可能。但是，44 年后，他已经完成了 106 项愿望。于是，他也成了 20 世纪著名的探险家。

有欲望是好事，但是欲求不满、纵欲过度就比较可怕了。

还记得小时候听过的渔夫和金鱼的故事吗？渔夫捕到一只金鱼，金鱼央求渔夫放了它，它会报答渔夫。渔夫放了它，没要报答。回到家，渔夫的妻子却不乐意，让渔夫向它要一只木盆，渔夫妻子得了木盆又想要木房子，得了木房子，又想做世袭的贵妇，愿望实现后又不满足，还想做女皇，等到真正做了女皇，又想做海上的女霸王。渔夫去找金鱼，告诉它自己的妻子想做海上霸主，金鱼不说话，径直回了大海，渔夫不明所以，等了一会儿没等到金鱼只得回家，回到家中发现自己的妻子正坐在门槛上，一切又回到了原来的模样。

面对欲望，我们不要着急将其消灭，应该沉下心来仔细思考，实现这个欲望需要什么，我为什么想实现它，实现它有必要吗，这个欲望的背后到底是天使还是魔鬼，能激励我前进还是会让我痛苦等。不妨考虑清楚这些吧，会对你的心态有所帮助。

面对欲望，我们要知足常乐。我们要学会简化我们的生活，生命如舟，载不动太多名利虚荣，把该放下的放下，会活得轻松很多，虽然说起来容易做起来难，可我们还是要努力克制自己。一个人对生活的期望不能太高，但也不能以此作为一生碌碌无为的借口，虽然谁都会有欲望，但这应与本人的能力及社会条件符合。不要纵容自己，不要爱慕虚荣，为自己树立正确的金钱观。金钱是好仆人，还是坏主人，全看你如何把握自己的身份。

法宝五：缓解焦虑秘法

焦虑是指由于情绪或心理上产生内在冲突，进而引发非理性的忧虑或恐惧感受。焦虑可能在特定情况下产生，也有可能是惯性或是常见的一种感受。正常的焦虑使人们产生逃避或摆脱不良环境的念头，算是一种自我保护反应，但过份的焦虑会超过人体所能承受的范围，会对身心造成伤害，严重的会发展成抑郁。

　　大作家海明威就被抑郁深深困扰着，他一直在女人和烈酒中寻求刺激，以此获得生存的理由，他多次结婚搬家，酒也越喝越烈，但还是没能逃出抑郁的魔掌，最后用一颗子弹结束了自己的生命，享年 62 岁。

　　焦虑让人很难面对生活，但一味地逃避也解决不了任何问题，就像挫折和压力难以避免一样，焦虑也是生活的一部分。引起焦虑的原因多种多样，升学焦虑、疾病焦虑、职业发展、婚姻恋爱、名誉地位等，种种事情产生的焦虑让人们承受着巨大的压力，影响着人们的工作和生活。既然逃避不了，不如学着去缓解它，掌控它。

　　有很多方法都能缓解焦虑，比如，进行有氧运动，通过慢跑、疾走、快速骑自行车等来缓解焦虑，振奋自己的精神。休息时听听自己喜欢的音乐，以舒缓自己的心情。还可以通过选择颜色来调节自己的心情。国外有过相似的事情。国外有座黑色的桥梁，每年都有人在那里自杀，后来有人提议将桥梁颜色改成天蓝色，自杀率果然下降了，后来又干脆把桥梁颜色改成粉红色，结果自杀率又下降。所以，心情不好，焦虑时不妨抬头看看湛蓝的天空，晒晒太阳，或者换一件颜色明亮的衣服，或者欣赏几幅颜色明亮的画作。

　　引起焦虑的原因除了以上的那些，还有失业导致的焦虑。不要因为失业就对自己的能力产生怀疑，失业只能说明你不适合这份工作，并不代表你不行。再找工作时，要对自己有信心，天生我材必有用，肯定有适合自己的工作。在求职过程中也不会顺风顺水，提高自己的心理防御能力，即使求职失利，也不要灰心，屡败屡战，再接再厉。在求职过程中调节好情绪，用慢跑、听音乐等方法解压，排除杂念，如果自己无法排除内心的焦虑，那么就求助于心理医生，这是最好的应对方法。

　　也有人说，这些方法只会让我暂时摆脱焦虑，只要我回到原来的环境，还是会焦虑烦躁、寝食难安。的确，焦虑虽然并不是只靠听听音乐、跑跑步就能完全消除，完全战胜，但是也起到了作用。帕克斯顿·布莱尔说过这么一段话："焦虑是人生的毒药，是滋生无数罪孽和悲惨不幸的温床。在这个不确定的社会里，我们可能已经极度失望，挣扎在痛苦中寻求一些幸福的希望，那么为何还要纵容焦虑来扰乱我们的心灵？难道仅凭焦虑，我们就能改变这一切或是解开神秘的人生之谜吗？"

不错，焦虑是恶魔，而生活，就是柴米油盐酱醋茶、喜怒哀乐悲恐惊的总和，我们在很早之前就已经知道，人生绝不会一帆风顺，不顺心、不如意是生活的一部分。对此，每个人都应心知肚明。

情绪宜疏不宜堵，要学会排遣心中的焦虑，主动寻觅快乐的心态，扩大生活领域，尝试几样新鲜的事物。人是活给自己的，不要太在意他人的看法，不过分在意他人的批评。

乐观是一种心态，是治愈焦虑的良药。人与人之间，贫富不同，相貌不同，家境不同，但是心态可以相同，不管遇到什么事，只要能笑起来，就没有过不去的坎。

法宝六：把如狼似虎的愤怒变成温顺的绵羊

愤怒是人类情绪的自然流露，我们每个人也都有愤怒的权利，它本身并不可怕，可怕的是由它产生的行动。列夫·托尔斯泰曾说："愤怒对别人有害，但愤怒时受害最深的是本人。"

美国生理学家爱尔马做过这样一个实验，他把人们在悲痛、悔恨、生气或心平气和时呼出的气体分别收集起来，做对比实验。他把心平气和时呼出的气体放入特殊液体中沉淀，液体清澈透明，悲痛时液体为白色，悔恨时液体是蛋白色，而生气时液体是紫色。他把紫色液体注入小鼠身体，几分钟后，小鼠死了。

这个实验结果令许多人震惊，同时，我们还应该明白，在面对世间的困惑、不顺、忧愁时，都应该学会宽容、理解、忍让。想摆脱愤怒，不如先想清楚它从何而来，一些常见的原因都会让一个人愤怒。

（1）行为被阻止。比如正在跳广场舞的大妈们被人阻止，会引起大妈们的不满和怒火。

（2）遇到无礼的要求。比如：你看你这么年轻就该多干点活；你看你是我下属，那我让你做什么你就该做什么；你是男生就该买单，怎么能让女生来呢等。

（3）被侮辱、无视。因为某件事没有做好，旁人嘲笑道："你可真没用，这点小事都做不好。"或者几个朋友在一起，想发言总是被别人打断，没有人愿意听你说什么。

（4）受到不公平的待遇。明明自己很优秀可以争当班干部，却因为旁人和老师关系好，也不问能力如何，就当上了班干部。

（5）被不礼貌对待。饭店服务员不礼貌，叫半天不过来，上错菜态度还很嚣张。

（6）背叛。商业伙伴的背叛，恋人之间的背叛，甚至亲人之间的背叛。

（7）不遵守约定。上次借你的钱下周就还。结果一周过去，对方没有丝毫动静，去问他，他却说：哦，我下个月再还吧，手头紧。

（8）没有责任心。本来是要合作完成的工作，结果全都推到一个人身上，工作完成还各种不乐意，指指点点，说这个不对，那个不好，俨然一副领导的嘴脸，可是他们分明是同级的合作伙伴。

（9）自责。自己做了一件事，事后觉得自己做得不好，当时没发挥好，责怪自己，结果越想越生气。

了解了愤怒爆发的原因，就能初步帮我们控制愤怒。而制怒的智慧，来自理智。在怒火中烧时强迫自己冷静下来，思考一下自己为什么会愤怒，是自己的原因还是对方的原因。做完这两步，接下来，就为自己的愤怒找一个宣泄的出口吧，如对待焦虑一般，借助他物发泄，倾诉给他人听，或者大喊、高歌、哭泣，都可以。还可以直接向刺激源发怒。如果此时的发怒有利于问题的澄清，并具有积极性、合理性，那就不要想太多，当怒则怒。

但是大多时候，愤怒还是不可取。

首先，克制自己的冲动情绪，当你要发怒时，不妨告诉自己："我三分钟后再发怒。"然后在心中默默数数，这三分钟在很大程度上可以帮助你恢复理智。其次，转移自己的注意力，在情绪快要失控时，离开这个环境，转移注意力和精力，也能帮助我们克制情绪。再次，与他人交谈沟通，彼此倾听各自最易发怒的事。最后，运动可以驱散冲动。平时就多运动，做一些耗费体力的运动，让平时心中的不快在运动过程中随着汗水流走。

法宝七：动起来，告别慢性自杀般的懒惰

懒惰是一个擅长伪装的情绪，它让你觉得那是安逸，是休息，是一种幸福；但实际上它给你的却是无聊，是倦怠，是消沉。它有很多种表现形式，包括极端的懒散状态和轻微的犹豫不决。

小郑是一个大二的学生，每天早上都到八点才起床，总是拜托室友给自己占个位置。这天早上，他明明在七点已经醒了却迟迟不起床，闭着眼睛就想多躺一会儿，等到室友们都走了，他也还在躺着，结果躺着躺着又睡着了。等到醒来的时候已经九点多了，他赶紧起床洗漱去教室，但是已经被记旷课。

周末的早晨更甚，他除了上厕所之外，一直都在床上，饿的时候会吃自己提前买的零食，室友都笑称他是"镇舍之宝"。但是这样的后果也可想而知，他的身体素质不太好，体育测试不过关，而且学习成绩也一直上不去。小郑也很烦恼，但是始终都改不掉懒惰的毛病。

懒惰其实是每个人都会有的状态，算不上罪恶，但会使人堕落，而且容易上瘾。懒惰是工作的加油站，适当放松会让你弹性十足，在必要时会让你跳得更高、跑得更远，但过于放松会让你沉迷于安逸，无法自拔。大家都知道懒惰的致命性，常常想去克服却无能为力，需要找对方法。

首先，尝试着做一些很小的事，或是你喜欢的事，也可以是你想了很久但一直没有去做的事。不要太注重结果，享受过程，当你真正去做的时候，你就迈出了征服懒惰的第一步。其次，学会肯定自己，勇敢地面对自己的不足。改变是一个循序渐进的过程，不要太过心急。勇敢地把自己的不足变成勤奋的动力。如果太好高骛远，过分苛求自己，往往会因为达不到目标而沮丧，消磨意志，继而养成惰性。再次，我们在做一件复杂的事情时，可以拆分成几件小事，一个一个地、慢慢地完成自己的目标，在过程中仔细体会目标的达成带给自己的成就感。最后，要磨炼自己的意志。一个人如果没有坚强的意志，就没有与困难做斗争的能力，那么这个人必定会为自己找各种各样的借口。惰性就是这样慢慢养成的。要经常反省自己，督促自己，克服自身的惰性，培养自己的坚韧品质，严格要求自己。如果自己做不到，就找一个伙伴监督自己。如上文中的小郑，他就可以找自己的室友来监督自己。放弃懒惰，你会遇到一个全新的自己。

法宝八：嫉妒不是病，疼起来真要命

嫉妒是指人们为竞争一定的权益，对相应的幸运者或潜在的幸运者怀有的一种冷漠、贬低、排斥或者是敌视的心理状态。它会让人感受到难过，严重时，会让人产生恨意。如果产生了过于强烈的嫉妒心，要想办法将其克服。

小周是一个勤奋好学、争强好胜的孩子，他经常在班里拿第一名，后来班里转来了一个学生，他的第一宝座就此被人抢走，老师表扬了那个转学生，同学们也很喜欢他，小周觉得自己头上的光环被转学生抢走，有些怨恨转学生。于是在一次考试后，他造谣说转学生考试作弊，后来经查证，此事属于空穴来风，小周也因此受到了老师的批评，同学们发觉了小周的嫉妒之心，也都开始疏远他。小周有些不知所措。

不只是低年龄段有这种现象，成人世界的嫉妒之心更加可怕。陈小姐是一位外企的员工，因为能力出众，短时期内就升职为经理，本是喜事一桩，但陈小姐却怎么也高兴不起来。原来，不知从什么时候起，同事间开始风传陈小姐和董事长有不正当关系，陈小姐升职就是因为这个。每天，陈小姐一进公司就有人对她指指点点，她承受着很大的心理压力，工作也没心思好好做，人也憔悴了不少。虽然公司高层也介入过，但是越描越黑。后来，陈小姐选择了辞职。

嫉妒是七宗罪之一，嫉妒本身不可怕，可怕的是放任和不想承认。上文中的第一个案例，主人公小周的嫉妒源于某种被破坏的优越感，小周本是老师同学的宠儿，是第一宝座的主人，但宝座被他人抢走，自己的光环被掠夺，由此产生嫉妒之心。第二个案例则是源于同一领域的竞争。身处同一竞争领域且最常接触到的人最易爆发嫉妒之心。散播谣言的人看到陈小姐如此"轻易"得到了经理的职位，心生嫉恨，散播谣言，中伤他人。理性的嫉妒促使我们不断向前、超越，但是如果嫉妒太过，因嫉生恨，较之前者，这种嫉妒之心就很可怕。所以，一旦发现自己嫉妒太过，就要采取相应措施积极应对。

首先，抛弃个人主义思想。在大多数情况下，嫉妒心是因为个人的虚荣心得不到满足，内心感受到痛苦，为了缩短与现实的差距，减轻内心的痛苦，而采取的一种消极方法。抛弃内心的个人主义思想，跳出自我的狭小天地，才能感受到更为广阔的世界。

其次，正确认识嫉妒，正确认识人生价值。人是为自己而活，不要把时间浪费在他人身上，而要通过自己的努力来实现人生的价值。

再次，要充分发挥自己的长处。每个人都是独一无二的存在，我们都有自己擅长的事，某些事不如人，某些事优于人。既要看到自己的长处，也要看到自己的不足。客观评价自己，见贤思齐。

最后，还是要学会发泄。找到知心朋友或敬爱而信任的亲人痛痛快快地说个够，他们可以帮助你阻止嫉妒朝着不可控的方向发展。另外，还可以借助各种业余爱好来帮助自己宣泄疏导。

法宝九：不就是社交吗？有什么恐惧的

每个人都有社交恐惧症，只是程度深浅的不同。该症状常出现在青少年或成人早期，因为家庭、心理、环境压力大所致，表现为在社交场合和人际接触时过分紧张和害怕等。与人交往时感到紧张是正常的表现，但是如果过分紧张就会影响到自己的身体健康与心理健康。

亭亭是一个内向的姑娘，她从小就不敢和陌生人交流，即便与同学也不敢交流过多，因为一开口就会因为紧张而结巴，别人或善意或讥讽的笑让她更加紧张，她事后回想自己的表现觉得很丢人，结果变得更加内向。随着年龄的增长，这种状况没有改善反而加剧。升入初中第一天要轮流自我介绍，轮到亭亭时，亭亭站在自己的位置上，全班的目光聚集在她身上，她突然感到恶心、头晕、想吐。她为此苦恼了很长时间。在同学和家人积极帮助下，亭亭经过一段时间的治疗后情况好了很多。

社交恐惧多是由羞怯带来的，羞怯给社交带来了困难，克服羞怯，我们可以从简单的事做起。先来做一些克服羞怯的运动。例如：将两脚平稳地站立，然后轻轻地把脚跟提起，坚持几秒钟后放下，每次反复做30下，每天这样做两三次，可以消除心神不定的感觉。另外，害羞会让人呼吸加快，遇到社交场合可以强迫自己多做几次深呼吸，使呼吸节奏慢下来。

除此之外，还可以主动把你的不安告诉别人，倾诉永远都是应对坏情绪的最好方式，任何不安、苦恼、委屈都可以倾诉出来，只要说出来，就会让人心里好受许多。

学会幽默、自嘲、调侃。不要怕丢面子。有道是输人不输阵，丢人不丢钱嘛，放轻松，培养乐观开朗的性格，以积极的态度面对生活，练习说话技巧，注重口头表达能力，做一个幽默风趣的人。

建立自信。自信对一个人来说真的很重要，有了自信，大部分的负面情绪会消失。平时增加自己的阅读量，扩展自己的知识面，在特定领域与他人交谈时可以跟上他人的节奏，就算交谈过程中出现一些低级错误也不要因此受打击，毕竟世界上没有十全十美的人。

最后，从一个人的世界中走出来吧，交个朋友，人这辈子能交到一个真正的朋友称得上是虽死无憾。友情的力量远超我们的想象。敞开心扉，结交挚友，真诚地对待他人，相信你会遇到知音。

法宝十：经历的所有挫折都会让你变得无比强大

人生的道路就像心电图，如果是一条直线就说明你没有了生命。虽然道理人尽皆知，但是真正遇到挫折时还是会不自觉地沮丧、失落，甚至一蹶不振。生命中遭遇挫折的例子数不胜数，考场失利，求职受阻，生活艰辛，飞来横祸，甚至生离死别。

"挫折"是人们再熟悉不过的字眼，它"博爱"的程度超乎想象，在这世上生存的每一个人都被它"垂青"过，所过之处，人们或是更加强大，东山再起；或是一败涂地，萎靡不振。如何才能更好地应对挫折？

万事开头难，在学习和工作刚开始时，我们总是觉得不顺利，其实，挫折只是一种感觉，并不是一件事实。这个感觉让我们产生了退却的念头，让我们产生了绝望的想法。所以，不妨试着让自己拥有积极的心态。拿破仑·希尔说过："你的心态是你——而且只是你——唯一能完全掌握的东西。"只要我们积极练习、积极面对，我们就能掌握自己的心态，能掌控自己的心。

要对事情抱有最好的期待和最坏的打算。很多时候，挫折都是由于预期太高但结果却不如预期那么完美而产生的。所以不妨记住这句话，对事情抱有最好的期待和最坏的打算。除此之外，强大的心理素质也是必须拥有的，当你有了最坏的打算，但当它出现时却没有足够的心理素质去承受，那么，就算你记住那句话也没用。

诚实而平静地面对自己的过失。人非圣贤，孰能无过。不犯错误是不可能的，犯了错误要坦诚面对自己的过失，从中吸取教训，勇敢地站起来，而不是倒在地上从此意志消沉，再无斗志。

拥有坚强的理想信念和清晰的目标。我们常常会陷入人生的某种误区，拥有坚强的信念和理想有助于我们重回人生的正常轨道，自己的信念足够强大，就会给你指引人生的方向。我们都有自己的梦想，有自己的人生目标，把它牢记心中，任何时候都不要动摇，你会因此获得面对挫折的力量。

拥抱困难，在挫折中成长。感谢人生中的困难吧，它们是你向上的垫脚石，而不是阻止你前行的路障，挫折会磨砺我们的意志，是在挫折中变得更强还是在挫折中退缩，全在我们一念之间。

人生中总会面对很多压力，这些压力让我们无所适从，掌握正确的方法面对这些压力，会让我们活得更加轻松愉快。上文中列举的压力只是我们生活中最常见到的几种，希望文中给出的方法能帮助大家度过生命中最难过的时刻。愿我们心灵有氧，幸福无恙。

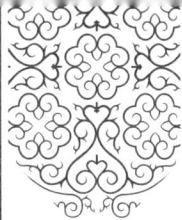

第二章

用好中医这把开心锁的金钥匙

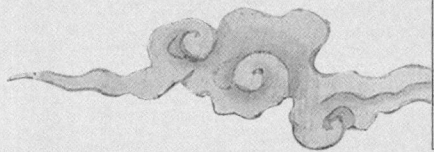

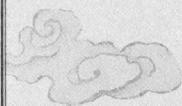

杨力国学养心法

一、心病两大"靶器官"，一伤心来二伤肝

"心病还须心药医"本意是心里受伤了，要找到受伤的原因，并对症下药。这句话延展到生理上情况也是一样的，对症下药，辨证论治，能对疾病起到很好的治疗作用。

1. 心病还须心药治，解铃还须系铃人

常言道：病从口入，祸从口出，病由心生。心为君主之官，五脏之主，因其主血脉、主藏神的功能而主宰人体整个生命活动。若是心脏出现问题，就如昏君治理天下，是必须警戒的大事，必须立刻进行有效的治疗。本着对症用药的原则，心病还须心药治，正如解铃还须系铃人。

周女士已经三十多岁了，工作期间被派去偏远地区工作，由于与当地语言有些差异，虽然周女士很用心地了解这个差异并努力克服，但与周围人的交流还是很少，工作进展也十分缓慢。而且周女士远在他乡，常常思念自己的亲人，尤其对自己的孩子很是挂念，所以，她在工作期间经常闷闷不乐。不久前她发现自己的生理期时间不准，以为只是水土不服，过一阵子就会自行好转，就没放在心上。但是在一次例行体检中，周女士发现自己有了乳腺增生，还总是两肋胁痛，这让她意识到事情的严重性。由于周女士之前生病用中医治疗过，而且疗效很不错，这一次周女士就抽空去看了中医。中医大夫看到周女士面色不佳，舌质浅淡，舌底青筋凸起，脉象细弱无力，据此可以判断，她是因为心肝血虚、心血瘀阻，导致肝气不舒，才会出现生理期紊乱，以及乳腺增生这些肝郁症状。只要根据症状对症下药，假以时日，周女士就会慢慢恢复健康。

2. 为什么养心必养肝

根据上述病例可窥见心与肝关系密切，心主血，是血液运行的枢纽，在西医上，心脏也是推动血行的重要器官，心力衰竭则全身血行瘀滞。肝为藏血的器官，是贮藏血液、调节血量的重要脏器。心与肝相互配合，才能使全身血行通畅，心血充足推动血行，肝血充盛疏泄有方。如果心血瘀阻或缺乏，就会累及肝脏，导致心肝血瘀，常见的症状有面色无华、心悸、头晕、乏力、月经不调等。

另一方面是情志，肝属木，主疏泄藏血，木曰曲直，故肝喜条达舒畅，恶不畅瘀滞。肝气疏泄有度可使心情舒畅，也有利于心神内守。心藏神，心神不安则肝气郁结，使人情绪抑郁，急躁易怒，心悸，胸胁疼痛，故而双方相互影响。

在日常生活中，平时就有肝气不畅的人群，日常可以饮用菊花乌梅玫瑰茶。用菊花6朵、乌梅2个、玫瑰7朵泡茶喝，就可以缓解由肝气不畅、气血瘀滞引起的各种症状。菊花是发散风热药，性微寒，有散风清热、平肝明目、清热解毒的作用；乌梅微酸，乃收涩药，可生津养化阴，止烦渴；玫瑰性温，有行气解郁、和血止痛的功效，此三者搭配最能去心肝之火。此外，平时多吃一些枸杞子、黑米、燕麦、红枣、大蒜、香菜、葱、牛肉、鲫鱼、猪肚等食物，对肝也是极好的。

在生活中，我们要保持精神愉悦，如此，肝的疏泄功能才会保持正常，肝气畅达，心情也会更加平和。多与外界交流倾诉，心有不快就吐出来。肝最忌不畅，所以调节情绪是十分重要的，不要随意发火。另外，还要注意自己的睡眠质量，如今的青少年沉迷于电子产品，每晚睡觉前都抱着手机，习惯性地熬夜，不少人的肝病都是熬出来的。所以保持良好的生活习惯，是养肝护肝的重要条件，不要仗着自己年轻就随意挥霍自己的健康资本。

养肝就是养心，养心必先养肝，养心先要心情好，情志舒畅才能驱赶病邪，肝与心相互影响，所以不要忽视肝脏。

3.预防心肌梗死

孙先生是一位计算机方面的人才，在大学时就经常编写程序，因为职业的特殊性，所以他经常一坐一整天。最近，孙先生出现了胸痛、胸闷的症状，还经常感到心慌，孙先生的饮食也一直不规律。以防万一，孙先生去医院做了个检查，结果显示孙先生血脂很高，而且心肌梗死风险也增加了不少。为了防止心肌梗死有一天真的降临在自己身上，孙先生就先吃了一些西药，但是他的父母要求用中医调理防治，不敢违抗父母之命的孙先生就去找中医寻求帮助。

治病要治本，孙先生的病一部分原因是饮食起居不规律导致的，但是很大一部分原因是久坐引起的。血瘀严重，血脂高，血管通透性差，出现血栓和心肌梗死的概率很高。人体久坐，心脏的工作量就会减小，有道是用进废退，长此以往，就会导致心脏功能减弱，血液循环就会变慢，血液中的脂质沉积，故而血脂高，不注意防治调理，就很容易发生动脉粥样硬化和心肌梗死，危及生命。

如今的宅男宅女不少，久坐不动也的大有人在，心肌梗死也不再是老年人的专属，生活习惯长期不良的人最易发生心肌梗死。一旦发现胸部不适，如胸闷、胸痛、心慌等就要立即到医院检查，并进行调理。

中医认为心肌梗死的主要病机是心脉瘀阻，心气衰微，是一种本虚标实证。本虚主要是心气虚，心气虚进一步发展为心阳虚，严重者出现阳脱或亡阳，甚至阴阳俱竭。临床调查发现，心血管病人均有不同程度的胸闷、胸痛、心悸、头晕眼花、气短、动则汗出、口干咽燥等表现，符合中医的气阴两虚证候。生脉饮由人参、麦冬、五味子组成，具有益气复脉、养阴生津之功效，用于气阴两亏、心悸气短。脉微自汗，是治疗气阴两虚的良药。生脉饮加减和补中益气汤合用可治疗心肌梗死。但是心肌梗死在日常生活的细节上也应加以预防。

4. 养心就要多吃红的、苦的

日常生活中，久坐不动和不良的生活习惯是引发心肌梗死的主要原因。生命在于运动，平时就要多动，不要懒，不要推脱说自己没时间，要尽量迈开腿。至于护心养心的食物，根据五行学说，心脏对应五味中的苦，对应颜色为红，故而色红味苦食物最是养心。以下分开来列举一下。

先浅谈一下红。红色最具代表性的食物就是红辣椒，性热；偏温性的食物有红花、山楂、大枣、牛肉、羊肉、龙眼等，适合体质偏寒和体虚的人食用。西瓜偏凉，西红柿、草莓、红瓤柚子等都是性凉的食物，对于经常心火亢盛、爱上火的人来说，是再好不过了。

接下来简要说一下苦。苦性寒、沉降，可以败火，有清热泻火、止咳平喘、泻下等作用，味苦的食物最擅长泄心火。日常生活中味苦的食物以蔬菜居多，如：苦瓜、生菜、香菜等，但是也有其他的食物，比如杏仁、杏、莲子等。所以日常吃些苦味的食物，可以达到清心安神、健脾益胃的功效。

但是记住，物极必反，任何事物都有一个度，过苦不仅不会养心，反而会伤心，所以平日适当吃苦即可。

心是五脏之大主，心脏有疾患最是马虎不得。

二、《黄帝内经》"以情胜情"的治心法宝

情志疗法在中国自古至今都存在。如今中西医都很注重情志疗法，或许在西医中称其为心理疗法更为合适。情志疗法不打针不吃药就可以把病治好，只是它真的有这么神奇吗？不妨一起来看看吧。

情志是一把双刃剑，它可以致病也可以治病，《黄帝内经》将情志疗法归纳为五个方面，接下来一一列举。

1.喜伤心、恐胜喜之秘

有多少人认识范进这个秀才？

范进进了县学回家，他母亲和妻子都很高兴。正准备烧锅做饭，他丈人胡屠夫手里拿着一副大肠和一瓶酒走了进来。范进向他作揖，坐下来。胡屠夫说他一直考功名没中，如今不知自己积了什么德，让范进考了个秀才，所以来祝贺。范进唯唯诺诺连声说，叫妻子把肠子煮了，烫起酒来，在茅草棚下坐着。他母亲亲自和媳妇在厨房做饭。胡屠夫又吩咐女儿女婿道："如果你现在已经中了，凡事要确立起一个体例来。比如我这里，都是些正经有脸面的人，又是你的长辈，你怎么敢在我们跟前装大？如果这家门口这些打猎的、扒粪的，不过是平头百姓，如果你同他拱手作揖，平起平坐，这就是坏了学校规矩，连我脸上都没有光了。你是个烂忠厚没用的人，之所以这些话我不能不教导你，免得惹人笑话。"胡屠夫装模作样地教训了范进一番。范进道："岳父教导的是。"胡屠夫又道："亲家母也来这边坐着吃饭。我的女儿自从进了你家的门，这十多年，不知道猪油可曾吃过两三回哩！可怜！可怜！"说完，婆婆媳妇两个都来坐着吃了饭。吃到日西时分，胡屠夫吃得心满意足。母子两个千恩万谢。屠夫横披了衣服，腆着肚子去了。

后来范进又想去乡试但是没钱，向屠夫借钱但却被骂了一顿，自己偷偷摸摸地去了，把家中人饿了两三天。屠夫知道后又骂了他一顿。范进母亲吩咐范进去把母鸡卖了买些米吃，范进去了，然后，喜事就来了。

只听得一阵锣响，三匹马闯进来。那三个人下了马，把马拴在茅草棚上，一片声叫道："快请范老爷出来，恭喜高中了！"范进母亲不知是什么事，吓得躲在屋里；听见中了，方敢伸出头来，说道："诸位请坐，小儿方才出去了。"那些报录人道："原来是老太太。"大家簇拥着要喜钱。正在吵闹，又是几匹马，二报、三报到了，挤了一屋的人，茅草棚地下都坐满了。邻居都来了，挤着看。老太太没奈何，只得央求一个邻居去寻他儿子。

那个找他的邻居最后找到他告诉中举的喜事，范进一开始不信，后来真信了，但是却喜得有些癫了。范进看了一遍，又念一遍，自己把两手拍了一下，笑了一声，道："噫！好了！我中了！"说着，往后一跤跌倒，牙关咬紧，不省人事。老太太慌了，慌将几口开水灌了过来。他爬将起来，又拍着手大笑道："噫！好！我中了！"笑着，不由分说，就往门外飞跑，把报录人和邻居都吓了一跳。走出大门不多远，一脚踹在塘里，挣起来，头发都跌散了，两手黄泥，淋淋漓漓一身的水。众人拉他不住，拍着笑着，一直走到集上去了。众人大眼瞪小眼，一齐道："原来新贵人欢喜疯了。"老太太哭道："怎生这样苦命的事！中了一个什么举人，就得了这个拙病！这一疯了，几时才得好？"娘子胡氏道："早上好好出去，怎的就得了这样的病！却是如何是好？"众邻居劝道："老太太不要心慌。我们而今且派两个人跟定了范老爷。这里众人家里拿些鸡蛋酒米，且款待了送喜讯的老爹们，再为商酌。"

这就是喜伤心的典型例子，后来当然是用恐来胜，众人如何做的呢？那人道："范老爷平日可有最怕的人？他只因欢喜狠了，痰涌上来，迷了心窍。如今只消他怕的这个人来打他一个嘴巴，说：'这报录的话都是哄你，你并不曾中。'他吃这一吓，把痰吐了出来，就明白了。"

接下来的结局大家都清楚了吧？范进被吓了一吓，就好了。这是典型的喜伤心、恐胜喜的案例，虽然故事为虚构，但是情志疗法是真实存在的。

2.怒伤肝、悲胜怒之秘

怒伤肝最为经典但是同样是虚构的故事就是《三国演义》中的周瑜被诸

葛亮气死的故事，另外，《说岳全传》中，金国主将完颜兀术也是让牛皋架在身上气死的。不过这同样只是故事，当不得真。但是，生气真的会对人的身体产生很大影响。在西医看来，生气时，心脏的收缩力加强，心跳加速，大量的血液涌向心脏，心脏则需要加倍工作。这时就会出现心律不齐、心肌缺血、胸闷、心慌，甚至诱发心绞痛和心肌梗死。在中医看来，"怒伤肝"，生气导致肝气郁结、肝胆不和。很多人生完气后，都会出现两肋疼痛和肝区疼痛的现象。但是大家有没有这样的经历，在被气哭的时候，反而会觉得心里舒服不少，这是因为，哭泣使肺气宣发，肺五行属金，肝五行属木，金克木，哭泣导致的肺气旺盛会平抑上行的肝气。所以，很多时候，一旦被气哭，心里反而会舒服不少。

3. 悲伤肺、喜胜悲之秘

在民间有的地方，人们失去了亲朋好友，悲伤难以抑制，其家人恐他伤及自己的身体，就会想办法给他说一门亲事，让他娶个妻子进门，用喜事缓解悲伤之情，也不用担心他的身体会因悲伤而垮掉。

《红楼梦》中的林黛玉就是因为过度悲伤而患了肺病，再加诸其他原因导致其郁郁寡欢，最终丧命。而贾宝玉因感伤二尤悲剧，弄得神色若痴、语言混乱。又是一年仲秋，贾宝玉历经抄检大观园诸事，作《芙蓉女儿诔》《紫菱洲歌》寄托忧思。薛蟠新娶了夏金桂，贾宝玉为香菱命运担忧。因这些羞辱惊恐悲凄，故酿成一疾，卧床不起，养病四个月。

由此可见，贾宝玉此时也是因悲成疾，后来阴差阳错地娶了薛宝钗，在他还不知道自己娶的是薛宝钗时，以为自己娶了林黛玉，欢喜得紧，人也精神不少，而真正的林黛玉此时已经孤独地死去。但是在他看到自己的妻子是薛宝钗不是林黛玉时，差点疯掉。

撇开后面的故事不谈，单从贾宝玉的情况来看，喜可胜悲，根据五行也能理解，肺属金在志为悲，心属火在志为喜，火克金，故而，喜可胜悲。有道是人逢喜事精神爽，闷上心来瞌睡多。喜事真的可以冲淡人内心的悲伤，这种情志疗法，在人类的常识中，也是存在的。

4.思伤脾、怒胜思之秘

《儒门事亲》中有这样一篇文章："一富家妇人，伤思虑过甚，二年不寐，无药可疗。其夫求戴人治之。戴人曰：两手脉俱缓，此脾受之也。脾主思故也。乃与其夫，以怒而激之。多取其财，饮酒数日，不处一法而去。其人大怒汗出，是夜困眠，如此者，八九日不寤，自是而食进，脉得其平。"意思是，一个富有的夫人，因思虑太过而患上了失眠，丈夫向张子和求救，张子和诊断出其病根，采用"多取其财，饮酒数日不处一法而去"的方法来故意激怒病人，结果"其人大怒汗出，是夜困眠"。

其实这种案例也不在少数，名医华佗也善于使用情志疗法治疗病人。《独异志》载，华佗用书信痛骂郡守，令郡守恼怒得"吐黑血升余"。黑血排出体外，疾病也就痊愈了。《续名医类案》载：韩世良治疗一位"思母成疾"的女病人时，叫女巫告诉患者，她母亲因女儿之命相克而死，在阴间准备报克命之仇。患者大怒，骂道："我因母病，母反害我，我何思之！"痛恨、怒骂亡母之后，女病人"病果愈"。不过，怒胜思毕竟是一种有些伤身的办法，所以，平时还是要让自己保持一颗平常心，看开世间一切事情为妙。

5.恐伤肾、思胜恐之秘

肾五行属水，在志为恐，脾五行属土，在志为思。根据五行相生相克理论，思胜恐的情志疗法是完全行得通的。我们来看一个案例。

《儒门事亲》记载："卫德新之妻，旅中宿于楼上，夜值盗劫人烧舍，惊坠床下，自后每闻有响，则惊倒不知人，家人辈蹑足而行，莫敢冒触有声，岁余不痊。诸医作心病治之，人参、珍珠及定志丸，皆无效。戴人见而断之曰：惊者为阳，从外入也；恐者为阴，从内出也。惊者，为自不知故也；恐者，自知也。足少阳胆经属肝木。胆者，敢也。惊怕则胆伤矣。乃命二侍女执其两手，按高椅之上，当面前，下置一小几。戴人曰：娘子当视此。一木猛击之，其妇人大惊。戴人曰：我以木击几，何以惊乎？伺少定击之，惊也缓。又斯须，连击三、五次；又以杖击门；又暗遣人画背后之窗，徐徐惊定而笑曰：是何治法？戴人曰：《内经》云：惊者平之。平者，常也。平常见之必无惊。是夜使人击其门窗，自夕达曙。夫惊者，神上越也。从下击几，使之下视，所以收神也。一二日，虽闻雷而不惊。德新素不喜戴人，至是终身厌服，如有言戴人不知医者，执戈以逐之。"

这是张子和以思胜恐的一个成功案例。有一妇人夜宿客栈遇盗贼放火抢劫而受惊，从床上掉下来，此后只要听到一点声响就会惊倒不省人事，治疗一年多不见效。后请张子和来治疗。张子和诊断完毕让两侍女来按住夫人的手，面前放一茶几，让病人看向茶几，用小木块猛击小茶几，夫人惊恐莫名，张子和忙解释："我用小木块敲击茶几，有什么好害怕的呢？"待病人稍平静，又敲击茶几，惊恐稍稍缓解，之后敲击声音不断升级，用木杖敲门，在病人背后敲窗户，病人逐渐习惯，再后来，病人即便听到雷声都不害怕了。

这就是思胜恐的用法，要以"以虑彼志此之言夺之"的方法治疗，即在病人恐惧时，要告诉病人"要想清楚再做打算"来安慰病人，以此达到治疗的目的。

情志养生不用吃药打针开刀就能治疗一些疾病，确实有其神奇之处，只要理解透彻，运用合理，相信会帮助许多病人恢复健康。

❧ 三、中医开自闭症的秘法 ❧

自闭症又称儿童孤独症，是广泛性发育障碍的一种亚型，以男性多见，起病于婴幼儿期，主要表现为不同程度的言语发育障碍、人际交往障碍、兴趣狭窄和行为方式刻板。约有3/4的患者伴有明显的精神发育迟滞，部分患儿在一般性智力落后的背景下某方面具有较好的能力。西医上还不能解释儿童孤独症的病因病机，只是怀疑与某些因素有关，如遗传、孕产期并发症、免疫系统异常、神经内分泌和神经递质功能失调等。目前也没有特效药能治疗儿童孤独症，多为训练干预疗法，如应用行为分析（ABA）疗法、孤独症以及相关障碍儿童治疗教育课程（TEACCH）训练、人际关系训练法等，部分药物可以起到治疗作用，如中枢兴奋药物哌甲酯，抗精神病药物氟哌啶醇，喹硫平、奥氮平等非典型抗精神病药物及抗抑郁药物等，但目前药物治疗尚无法改变孤独症的病程，也缺乏治疗核心症状的特异性药物。

1. 自闭症，找中医没错

但是自闭症的病因病机是可以用中医解释清楚。在中医看来，自闭症的病因病理多属于先天不足，后天失养，肝肾亏损。因为肾藏精，主生长发育与脏腑气化，在体合骨生髓，髓分骨髓、脊髓、脑髓，皆由肾精所化。所以，肾中精气的盛衰不仅影响着骨骼的生长和发育，而且也影响着脊髓和脑髓的充盈和发育。脊髓上通于脑，髓聚而成脑，故称脑为髓海。肾中精气充盈，则髓海得养，大脑就会发育健全。另外，藏象学说中有"肝藏魂"之说，魂乃神之变，是神所派生之物，神和魂一样，都是以血为其主要物质基础。心由于主血所以藏神，肝藏血所以藏魂。肝的藏血功能正常则魂有所舍。若肝血不足心血亏损，则魂不守舍。心之声为言，心气不足，则神窍不利。心主神明，若心气虚弱脑髓未充，则神气不足，故智力不全、精神呆钝。

2. 在古书中找自闭症的良方

中医对自闭症的病因病机解释清楚了，接下来就是如何治疗。

宋代钱乙在《小儿药证直诀》中提出要从肾论治，用的药物是六味地黄丸。

六味地黄丸为补益剂，具有滋阴补肾之功效，用于治疗肾阴亏损、头晕耳鸣、腰膝酸软、骨蒸潮热、盗汗遗精，还有消渴。阎孝忠在《阎氏小儿方论》中提出应在补肾基础上加菖蒲丸，用心肾并治的方法治疗自闭症。菖蒲丸由石菖蒲、丹参、人参、赤石脂、天冬、麦冬组成，主治心气不足、五六岁不能言。宋代的《太平圣惠方》中提出小儿心气不足、舌本无力令儿语迟，用芍药方。

3. 针灸推拿也是妙招

除方剂之外，中医还可用针灸和推拿的方法治疗自闭症。

经络是中医里独有的理论体系，治疗疾病的效果也非常显著，根据相应的病因病机，中医可施以针灸疗法。中医认为，百脉皆归于头，脑为髓之海，头为诸阳之气。所以采用针灸疗法时多选用头面部的穴位，主要有益智、开窍、复语等经外奇穴，使患儿逐步恢复语言功能，改善智力低下。也可用同样的方法来改善患儿睡眠功能，如取心经穴位来养心安神等。

也有一种穴位封闭的方法。西医多用大量维生素 B_6 治疗患儿的语言障碍，增加患儿对词语的理解能力。在中医上，同样可以选择用维生素 B_6 配合其他药物封闭风池穴来达到治疗目的。

中医的推拿也可以辅助治疗小儿自闭症，推拿后背的华佗夹脊穴，华佗夹脊穴有 34 个穴位：第一胸椎至第五腰椎，各椎棘突下旁开 0.5 寸。解剖学上位于横突间韧带和肌肉中，一般位置不同，涉及的肌肉也不同，大致分三层：浅层斜方肌、背阔肌和菱形肌；中层有上下锯肌；深层有骶棘肌和横突棘突间的短肌。每穴都有相应椎骨下方发出的脊神经后支及其伴行的动，静脉丛分布。第一胸椎至第三胸椎主治上肢疾患，第一胸椎至第八胸椎主治胸部疾患，第六胸椎至第五腰椎主治腹部疾患，第一腰椎至第五腰椎主治下肢疾患。华佗夹脊穴属督脉，督脉是奇经八脉之一，起于长强，止于龈交，共28 个腧穴。位于背后中脊，总制诸阳，故谓之"督"，是奇经八脉的主脉，与六阳经有联系，是"阳脉之海"。督脉与脑、髓、骨息息相关，所谓"肾主骨生髓""肾藏精，精生髓，髓养骨""脑为髓之海"。任脉与督脉必相交，下交于会阴之间，上则交于唇。故而推拿此脉，可起到调和阴阳、理通气血、调和脏腑、疏通经络的作用，有强身健体的功能。

儿童自闭症不是什么绝症，所以家有此病的朋友们不必惊慌，只要发现及时、治疗得当，孩子是有希望恢复健康的。

四、"痰蒙心窍"是心理疾病的根

痰蒙心窍是指痰湿内蕴，痰浊蒙蔽心神，以意识昏蒙、神志痴呆、精神抑郁不振、举止异常、胸闷痰积、面色晦暗、苔腻、脉滑等为常见症状的证候。

痰饮多由愤怒、恐惧等七情内伤或外感六淫或饮食不节等造成脏腑功能失调，机体水液代谢障碍，津液内聚所致。在中医中，痰又分为有形之痰和无形之痰。有形之痰是指咯出有物可视有形、可触的痰液，无形之痰是指停留在脏腑组织经络中没排出的、无形可视的痰。其不仅是人体津液代谢障碍所形成的病理产物，也是进一步导致疾病的病因。当痰浊随气向上逆行，扰乱心神，心神活动出现异常，则会出现痰蒙心窍的一系列症状。

治疗痰病时，不仅要治疗现有之痰，还要治其生痰之源。《医宗必读》中有"脾为生痰之源，治痰不理脾胃，非其治也"的说法，即祛痰当健脾，以除生痰之源。庞安常曾说"善治痰者，不治痰而治气，气顺则一身之津液亦随气而顺矣"，即祛痰亦当理气，气顺则痰消。对于痰蒙心窍，中医中有不同的方法对其治疗。

1.快速疏通痰蒙心窍的要穴

（1）丰隆穴

为足阳明胃经的络穴，位于小腿外侧，外踝尖上 8 寸，胫骨前肌外缘，正坐屈膝或仰卧位取穴，采用直刺 1～1.5 寸的刺法，主治头痛眩晕、癫狂、咳嗽痰多等病症。《玉龙歌》中言"痰多宜向丰隆寻"。因丰隆穴别走脾经，根据"经脉所过，主治所及"的原理，可知丰隆穴可运化水液、和胃降逆，有化痰降逆、疏活经络的功效。其对痰阻清窍的头痛眩晕症状和痰蒙心窍的癫狂痫证症状皆可治疗。《针灸甲乙经》中言："厥头痛，面浮肿，心烦，狂见鬼，善笑不休，所大喜，喉痹不能言，丰隆主之。"

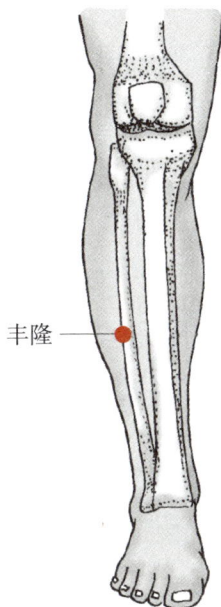

《备急千金要方》中记载："主胸痛如刺，腹若刀切痛。主大小便涩难。主不能食。主身湿。"且丰隆穴配阴陵泉、商丘、足三里治痰湿效果更佳。

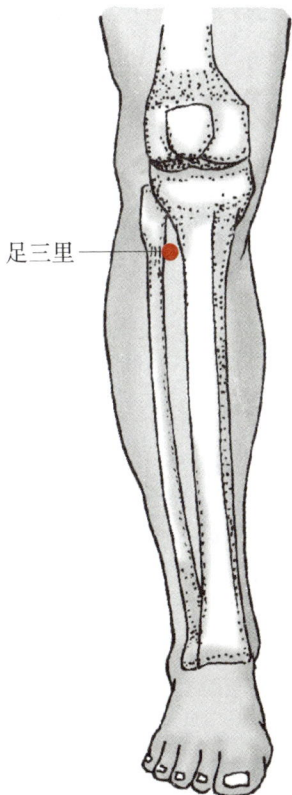

（2）足三里

为胃下合穴，位于小腿外侧，犊鼻下 3 寸，犊鼻与解溪连线上。足三里很好找，正坐屈膝位，于外膝眼（犊鼻）直下 3 寸，距离胫骨前嵴一横指处就是了。足，指人及动物行走的器官，由跗、足跖、趾三部组成，俗称为脚。三，数名。里、邑、居，集会通达之意。三里，指长度及人身上中下三部之里。以其与外膝眼的距离长度及通乎三焦之里而言。《素问·针解》言：

"所谓三里者，下膝三寸也。"《黄帝内经》言："天枢之上，天气主之；天枢之下，地气主之。气交之分，人气从之，万物由之。"本穴统治腹部上中下三部诸症，足以谓之"三里"。古"理"与"里"通。本穴位于下肢，故名"足三里"，示别于手三里也。《灵枢·海论》言："胃者为水谷之海，其腧上在气街，下至三里。"足阳明经属胃络脾，足三里是本经的合穴，又是胃腑下合穴，可健脾和胃、运化水湿，主治脾胃病和水湿为患，故有"肚腹三里留"之说。主要治疗气喘、痰多、癫狂、不寐、虚劳和胃痛、呕吐、胃肠病等病证。足三里配曲池、丰隆、三阴交，有健脾化痰的作用，主治头晕目眩。

（3）精宁

为推拿穴位，又名精灵。位于腕背横纹的桡侧部，在手背第 4 ~ 5 掌骨间，距掌指关节半寸处。在《中国针灸全书》中，被列为腰痛点别名。《小儿推拿方脉活婴秘旨全书·掌背穴图》中记载："在四指、五指夹界下半寸，治痰壅，气促，气攻。"即通过推拿此穴，可疏通气血、运行津液。

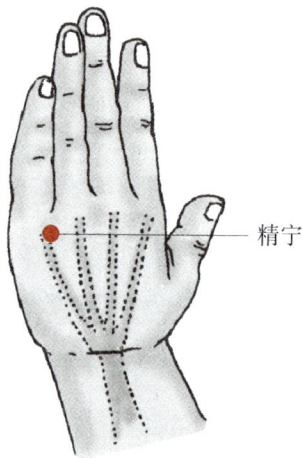

精宁

2. 治疗痰蒙心窍的经典方剂

（1）黄连定厥汤

组成：黄连 6g，当归 15g，麦冬 15g，玄参 30g，贝母 9g，菖蒲 6g。

此方可用于阳厥，忽然发热，语言惶惑，痰迷心窍，头晕眼昏。黄连清热燥湿，善治心火亢盛、烦渴多饮。当归长于补血活血、润肠通便。麦冬清心，解烦渴而除肺热。玄参治热结毒痈、清利咽嗝。贝母清化热痰，散结消痈。菖蒲开窍豁痰，化湿开胃。此六种药物组成方剂，对痰蒙心窍证有很好的治疗效果。

（2）涤痰汤

组成：半夏、胆星各 10g，橘红、枳实、茯苓各 6g，人参、菖蒲各 3g，竹茹 1.5g。

此方是针对手少阴、足太阴的药。心脾不足，风邪乘之，而痰与火阻其经络，故舌本强直而难言语。即运用此方祛痰活经，使痰消火降。

（3）痫症镇心丸

组成：水牛角浓缩粉 100g，珍珠 20g，石菖蒲 20g，黄连 30g，麦冬（炒）70g，远志（制）20g，胆南星 50g，牛黄 7g，朱砂 30g，酸枣仁（炒）100g，茯苓 70g，甘草 10g。

痫症镇心丸可镇心安神、豁痰开窍，用于治疗痰迷心窍，癫痫、痴呆。《饲鹤亭集方》中记载："痫症镇心丸主治心火炽甚，痰气昏迷，神识不清，癫痫狂疾，妄言见鬼，一切情志郁逆之症。"

痰者，稠而黏腻。无论燥痰或是湿痰，皆由脾气不足，不能健运而成。正常水谷精微由脾气运化，达皮毛肌腠，以濡润之。现脾气不足，土不生金，则中气不足，力不能达肌肉脏腑，而内聚蕴结成痰。又多痰者，血必少。治疗痰证，需健脾兼理三焦，以助其气的升降运化，此为治其本。宣郁破瘀为治其标。燥痰需兼清热生津，则痰可随载体排出。治痰不可补火更不可利水，补火利水易使火热郁滞，痰不可除，病情加重。以上为中医化痰蒙心窍之法。

第三章

《黄帝内经》养神度天年之秘

杨力国学养心法

一、"恬淡虚无，真气从之"的养生真言

《黄帝内经》是我国最早的医学典籍，是中医四大经典之一。相传是黄帝与岐伯、雷公等人讨论医学的论述，后代许多医者进行了大量的增补、校订工作。《黄帝内经》中论述的养生之道在今天也有指导意义。

《黄帝内经》开篇为《素问·上古天真论》，记录了黄帝与岐伯的对话。黄帝问岐伯说，为什么上古时候的人，年龄超过百岁，动作也不显老；现在的人，年龄刚至半百，动作却已无力了？岐伯认为，上古的人做到了"法于阴阳，和于术数，食饮有节，起居有常"，所以能够"形与神俱，而尽终其天年，度百岁乃去"。古代深谙养生之道的人在教导众人时，总要讲到虚邪贼风等致病因素，应及时避开，心情要清净安闲，排除杂念妄想，以使真气顺畅，精神守持于内，这样，疾病就无从发生。这就是《黄帝内经》所说"恬淡虚无，真气从之，精神内守，病安从来"。今天我们重点来讲一下"恬淡虚无，真气从之"。

1."恬淡虚无，真气从之"的真义

从字面意思来理解，就是说人们保持精神安宁，不被欲望所束缚，正气就不会耗散。这八个字强调了保持心境平和的重要性。如果我们可以恬淡少欲，回归清虚无为的状态，真气自然就会顺应天地之道运转不息。现代社会物欲横流，人们比较浮躁，如果能够保持平和的心态——"恬淡虚无"，这对人体的养生有着非常重要的意义。

在纷杂的尘世中，人们不可避免地会被俗务缠身。善于解决问题的人也许能够做到"兵来将挡，水来土掩"。可绝大多数人没有心力兼顾工作、生活以及人际关系，就会心情烦闷。为了解决好工作上的问题，为了升职、挣钱，越来越多的人成为"夜猫子"。他们恨不得把一分钟掰成两分钟用，像个不停

旋转的陀螺，没有任何休息的时间。长期的精神烦闷，再加上得不到充足的休息，人体就会出现问题。

有研究显示，现在的上班族每天拼命地应对来自外界的各种压力，比如上司、客户、家人等，还要疯狂应付永无止境增长的信息量。这很容易导致这些人负荷过重，造成一些心理疾病，如成人过动症与强迫症，进而造成上百万个无助的工作狂。另有研究表明，工作狂的离婚率为55%，比正常人高了13%，过早死亡的风险也会提高。我们时常会看到一些工作人员连续工作几天或加班猝死的报道。正值盛年的人因为劳累而离世是非常让人痛心的事情。努力工作的时候，尽量不要让自己心情波动太大。把适当的时间用于生理和心理的放松和恢复，不仅可以提高工作效率，而且还能保障自己的身体机能处于良好的状态。

2. "恬淡虚无，真气从之"重在修心

何为修心？打个比方说，一个房间里有一盏亮着的灯，但是灯的表面布满了灰尘，修心的过程就是擦拭灯表面灰尘的过程。

一代高僧慧觉禅师曾说："心静愁难入，无忧祸不侵。"即心神平静，忧愁、灾祸就难以入侵。唐代净觉禅师说："真如妙体，不离生死之中；圣道玄微，还在色身之内。色身清净，寄往烦恼之间；生死性起，权住涅槃之处。故知众生与佛性，本来共同。以水况冰，体何有异？冰由质碍，喻众生之系缚；水性通灵，等佛性之圆净。"这段话看起来很晦涩，但理解起来也并不是很难。净觉禅师认为，人们要像冰融化为水一样，挣脱外物的障碍，以此来求得"心静"。

平时的生活中，我们要注意保持心境平和，遇到事情不能慌乱，心平气和地处理事情。这样，久而久之，人体的情绪不会妄动，气机就会畅达，就有可能修习出一副好的心性。

3. 孔圣人为什么"贪图享乐"

孔子曾问自己的弟子，准备如何施展自己的才华。子路说，如果让我去

治理内忧外患的千乘之国，三年之后，必能做到民心向义。冉求说，我能在三年之内使一个小国民众富足。公西赤说自己愿意做一个小小的司仪。三位学生谈自己的志向时，曾点正在鼓瑟。孔子又问曾点的志向，曾点说："莫春者，春服既成；冠者五六人，童子六七人，浴乎沂，风乎舞雩，咏而归。"

孔子喟然叹也，说我和曾点的想法一样。曾点的志向是，随遇而安，就像现在的暮春三月，春风和煦，冬衣已经脱去，换上春装，与成人五六个，少年六七人，少长有序，悠悠然在胜处游玩。也许很多人会疑惑，孔子为何不对恪尽职守的人加以褒奖，却贪图享乐呢？当然不是这样。曾点虽然没有表明自己的志向，却表达了此时内心的自由和童趣，因此让孔子大为赞赏。这说明了一个人修心后，他内心的快乐与自由是什么东西都无法比拟的。

4. 自由不是想做什么就做什么

有人认为，自由就是想去哪里就可以去哪里，想做什么就可以做什么。其实不是这样的。一些该高考的学生却天天沉迷于网络游戏，这自然是不自由的，是欲望缠身的表现。在哪里都能心安，在哪里都能不被外物所束缚才是真正的自由。要实现真正的自由也要先修心。

修心修的是平常心。看到美好的事物不过分追求，不失去本心。看到丑恶的不厌恶。看到权贵不趋炎附势，看到贫困的人不摆架子，不卑不亢，不骄不躁。获得成功不沾沾自喜，遇到挫折不垂头丧气。顺境中不盛气凌人，逆境中不自怨自艾。

5. "恬淡虚无，真气从之"强调养性

"恬淡"意为清静淡泊，不求名利。在物欲横流的社会中，保持一颗赤子之心，在面对名利与诱惑时不为所动，是非常不容易的。心静是一种境界。心静不下来是因为被欲望所束缚。应该学会客观看待事情的得失。塞翁失马焉知非福。"虚"，说明心中需要保持虚空的状态，虚怀若谷，心胸坦荡、宽广。"无"，当人们真正达到清静淡泊的境界时，才更容易感知周围的一切，

更加深刻地了解自己。

6. 如何做到"恬淡虚无，真气从之"

"平常心"这三个字说起来容易，做起来难。所以修行就十分重要。下面我就来介绍几种平时修行的方法，来帮助做到"恬淡虚无"。

（1）多读书，读好书

书籍是人类进步的阶梯，读好书，阅读不同作者的思想对自己的生活是很有帮助的。"腹有诗书气自华"，读书是对心灵的荡涤。只有大量地读书学习，才能在面对诱惑时淡然处之。读书可以让人修心，明理，善辩。

（2）多经历

正所谓，读万卷书，不如行万里路。行万里路，不如阅人无数。阅历也是人生的一笔宝贵的财富。生活中难免会遇到坎坷，我们可以把磨难当作历练，历练得多了，就会拥有一颗强大的心脏。遇到挫折时不气馁，坚信自己会渡过难关，相信自己会拥有一个美好的明天。

（3）活在当下

要懂得知足常乐。在正确的时间、正确的地点，做正确的事。做事情时要专注于当下。比如喝茶时静静品味茶的奥妙，不去想其他的杂事。

（4）多运动

适当的体育锻炼可以陶冶情操，保持健康的心态。每天坚持运动也是一种修心的方式。每天坚持运动的人血流通畅，极大降低患高血压的概率。瑜伽、跑步、太极拳等都不是不错的选择。

（5）听音乐

不同的音乐会引起不同的情绪。旋律优美的轻音乐能让人心情愉快。明快的音乐是对付忧郁的良药。《黄帝内经》中也有"五音疗疾"的理论，就是说可以通过听音乐来治病。当然，在日常生活中，音乐主要发挥放松的作用。

（6）亲近自然

古人强调"天人合一"，天与人本是一体的，但由于人制定了各种规章制度，使人与原来的自然本性相背离。我们可以选择去爬山、去植物园亲近动植物、亲近自然。一片落叶、一缕阳光、一泓清泉、一朵小花都是大自然的美景，在清幽的环境中放松心情，对人体也是非常有益处的。

没有人会总是一帆风顺的，不如选择保持心态平和，恬淡虚无。笑看庭前花开花落，坐看天边云卷云舒。心有多大，世界就有多大。病由心来，病由心生。只有做到"恬淡虚无"，才会有"真气从之"。这就告诉我们，一定要保持心境的平和，时刻记得清理心灵的垃圾，不以物喜不以己悲，让自己的心神清明，方能做到真气顺畅，百病不生。

二、百病生于气

气，在中国古代哲学中，指的是存在于宇宙之中的不断运动且无形可见的极细微物质，是宇宙万物的共同构成本原。在人体中，气是活力很强、运行不息的极精微物质。

肾藏先天之精，其所化生的先天之气是人体之气的根本。正如《素问·金匮真言论》中所说："夫精者，身之本也。"《灵枢·营卫生会》中说："人受气于谷，谷入于胃，以传于肺，五脏六腑皆以受气。"人体之气来源于水谷精微，被人体吸收后化生为水谷之气。《黄帝内经》中的"天气通于肺"则说明来自自然界的清气需要依靠肺的呼吸功能和肾的纳气功能才能吸入体内。先天之气、水谷之气和自然界的清气共同形成了人体的一身之气，即《黄帝内经》所说的"人气"。气布散全身，无处不在，正如《类经·摄生类》所说："人之有生，全赖此气。"

"百病生于气"出自《黄帝内经》，意为各种各样的疾病都是因为人体气机的失调所致。原文为"余知百病生于气也，怒则气上，喜则气缓，悲则气消，恐则气下，寒则气收，炅则气泄，惊则气乱，劳则气耗，思则气结。"

1. 气机失调的病机

气机失调指的是气的升降出入失去了原本的协调平衡。气机失调有各种不同的表现，比如气机不畅、气虚、气逆、气脱、气有余等。

（1）气机不畅

气机不畅是指气的运行受到了阻碍而不能畅通无阻地运行。如果把人体看成是一台发动机的话，气机不畅指的就是发动机管道堵塞的情况。情况严重时，局部阻滞不通，则称为"气滞"。

情志抑郁、体内有痰湿、瘀血、食积时都会导致气的运行受阻。天气寒冷时，血流运行速度减慢，相对应地，气的运行速度也可能会减慢。受到外伤时，人身体的很多经脉也会出现运行受阻的情况。某一部分气机不畅或者气滞，可见胀痛，也有可能导致某些脏腑生理功能失调。比如脾胃气滞可见消化不良，胃肠气滞可见腹胀疼痛等。

所以，在冬季或者气温低的时候，要注意保暖，保护人体的阳气。增强防范意识，避免受到外伤。心情烦闷时，做些自己喜欢的事情转移一下注意力，不要在一件别扭的事情上纠缠太久。

（2）气虚

当气的量减少至不能维持人体的正常活动时，称为气不足，也可以说是气虚。气虚的实质是肺脾肾功能失调，导致气的生成不足。长期的用脑过度、过度劳累、长期节食、缺乏运动等都容易导致气虚。气虚体质的人很容易被下面这些问题困扰，如没有食欲、消化不良、抗病能力下降、身体虚弱、换季时容易生病、面色萎黄或淡白。

有一个词语叫"尊荣人"，指的是养尊处优缺乏运动的人。这类人因为缺乏体力劳动，导致不耐寒热、气不足。这类人的肥胖则是气虚型肥胖。林黛玉多愁善感，患上肺痨，使气的生成不足，衰弱而死。中医认为，"悲则气消"，悲伤的情绪是导致气消散的一个因素。

日常生活中，要学会精神养生，不要熬夜，遇事不要思虑太久。可以选择一些传统的健身项目如太极拳、八段锦、五禽戏等，来调理阴阳、养气、补气。但要避免过度运动，选择有氧运动，如慢跑、爬山、瑜伽等。

（3）气逆

气逆指的是气的上升太过或下降不及的病理状态。每个脏腑都有自己的特点，如肝气、脾气主升，肺气、胃气主降。升降出入之间必须保持协调平衡，太过或者不及都会出现气逆。

肺气上逆会发生咳喘；胃气上逆会有恶心、呕吐、嗳气等表现；肝气上逆则头痛而胀。胃气主降，胃虚失降也会导致脏腑之气上逆。发怒、情志抑郁等都会导致气逆。

不生气、不上火，做到"恬淡虚无"，保持心境平和，便可以减少疾病发生的机会。

（4）气脱

大失血的病人，气也会随之大量丧失，此时气的外出太过而不能内守，称之"气脱"，又因血液也大量失去，这在中医上称为"血随气脱"。

（5）气有余

有余与不足是相对的，有余指的是气的供应太多，已经超过了人体所需的正常范围。当这些多余的气无法消散时，就会在人体内堆积，会出现平时我们所说的"上火"，古人云"气有余便是火"。

每天大鱼大肉，营养过剩会出现气有余的情况。人体在吸收自己所需的养分后，剩下的物质无处消耗，便会导致此类情况的发生。缺乏运动，没有将体内多余的能量消耗出去，也会导致气有余。除此之外，经常发怒生气的人，体内的恼怒情绪会变成火气，也会使气有余产生。

遇到事情时不要着急，静下心来想办法才是解决之道。凡事尽量保持心境平和，说不定就会"柳暗花明又一村"，发现更多解决的方法。注意饮食，少饮酒、少吃辣，多吃清淡的食物。平时即使再忙，也要抽出时间来锻炼身体。

以上是气的运动失调后所出现的病理情况，由于"百病生于气"，接下来我们来介绍调气的方法，来减少疾病的发生，以更好地养生。

2. 调气的方法

（1）调气先疏肝

心神调控着脏腑之气的升降出入运动，脏腑之气的运动变化在情志活动产生中发挥着重要的作用。金元四大家之一的朱震亨曾说："气血冲和，万病不生，一有怫郁，诸病生焉。故人身诸病，多生于郁。"这是在说，情志抑郁会导致肝气郁滞，百病就会随之而来。

肝气升发，肝主疏泄，畅达全身气机。所以疏肝能够调畅情志，畅通气机。肝失疏泄后，脉络失于条达拘急而头痛。平素性情暴虐，恼怒太过，气郁化火，肝阳上亢，长痘生疮。从西医上看，肝脏是代谢的重要器官，如若不能进行正常的代谢，人体的生理功能就会受到很大的影响。女子以肝为先天，肝藏血，若肝脏不能进行正常的代谢解毒，就会导致内分泌失调，从而引起各种妇科疾病。

治疗情志疾病时，应着重调理肝气，如赵献可《医贯·郁病论》说："予以一方治其木郁，而诸郁皆因而愈。一方曰何？逍遥散是也。"逍遥散是中医的一个方剂，能调和肝脾、疏肝解郁、养血健脾。山楂能够顺气活血，玫瑰花有疏肝理气之功，可用来泡茶。将金银花、决明子、菊花泡茶也有轻微疏肝解郁的功效。一年中，肝对应春天，在春季养肝是最好的。肝脏在五色中对应青色，所以多吃绿色的蔬菜水果，对养肝也是有好处的。

（2）调气需养心

心主血脉，为"五脏六腑之大主"。《素问·灵兰秘典论》说："心者，君主之官也，神明出焉。"养护好心脏对于调气是相当重要的。当然，养心也不单单指养心脏，还要注意保持自己的心态平和。

有人沉湎于过去，伤春悲秋；有人一味畅想未来，"明日复明日，明日何其多"。这些都不是好的心态。好的心态应该是活在当下。要像诗中所说："春有百花秋有月，夏有凉风冬有雪。若无闲事挂心头，便是人间好时节。"欣赏万事万物的变化，每一天都宁静、充实。俗话说，人生不如意之事十之八九，若每天把时间浪费在与不如意的事情上较劲，实在是太可惜了。

蜂蜜可以安神养心，茯苓能够安心神，小米可以安神助眠，莲子具有良好的养心安神、清心除烦的作用。心为阳脏而主通明，心脏在季节中对应夏天。因此夏季是养心的最好季节。心在五味中对应苦味，吃苦味的食物可以去心火。

（3）脾为后天之本

人出生之后，生命活动的继续和气血的化生，均有赖于脾胃运化的水谷精微，因此脾胃为"后天之本"。脾气可以运化食物和水液，当脾气虚时，食少、腹胀、大便溏、面色萎黄。

要保持精神愉快，避免用脑过度和思虑太过。思虽为脾志，但与心神有关，有"思出于心，而脾应之"的说法。思虑太过，会妨碍脾的运化，使脾气不能升清，反映到人体上会出现食欲不振等症。晋代葛洪说："善养生者，食不过饱，饮不过多。"这句话说明了饮食养脾的方法，饮食不能过多，也不能过少，适中即可，否则便会伤及脾气。土豆适宜食欲不振的人食用，但发芽的土豆有毒，切勿食用。香菇可以益胃气。栗子适宜脾胃虚弱之人食用。

（4）肺气宣降

肺气宣发，可以向上向外布散津液；肺气肃降，可以向内向下布散气和津液。如果肺失宣发，则呼吸不畅。如果肺失宣降，则可出现咳喘气逆等症。肺主气司呼吸，吸入气体的质量对肺的功能有较大的影响。因此可以多到空气清新的地方做运动，呼出体内的浊气。不要在空气污浊的地方过多停留，雾霾天气戴上口罩。

秋燥容易伤肺，因此秋天要多食用一些滋阴润肺的食物，如百合、蜂蜜、秋梨等。

（5）肾主纳气

人体的呼吸功能主要依靠肺脏，呼气主要依赖肺气的宣发，吸气主要依靠肺气的肃降运动，再通过肾气的摄纳潜藏，使其维持一定的深度。

如果一个人肾气不足，即使到了春夏，手脚依然是冰凉的，夜间会出现盗汗的症状。日常生活中，饮水是养肾的方法之一。水液不足可能会加重肾脏的负担。憋尿会侵害肾脏，所以，尿液要及时排出。黑芝麻、黑木耳、黑米、黑豆等黑色的食物可以养肾。充足的睡眠有利于肾精的养护。

日常生活中，我们难免会产生喜怒哀乐等各种情绪，这是正常的现象。可是一旦某个情绪积累到一定程度，我们的身体将会受到伤害。科学研究表明，人的各种情绪都是由脑部分泌的多巴胺控制着，而作为激素的一种，多巴胺也会影响着其他激素、神经的正常运作，如果多巴胺分泌过量，我们的身体自然也会受影响。正如中医所说："怒则气上，喜则气缓，悲则气消，恐则气下。"因此"百病生于气"是有理论基础和科学研究论证的。

人体气血平衡时，不容易生病。气血不足、气机失调都会导致疾病的发生。百病生于气，气足则百病除。

三、"淡者寿"的故事及生命启示

俗话说，"心宽者体胖，意淡者寿长"。这句话意在说明淡泊的人更容易长寿。古往今来，有许多长寿的人的确是淡泊名利。让我们来了解一些"淡者寿"的故事，也许能从中得到一些生命启示。

1. 淡然是一种豁达的生活态度

古代思想家庄子活了 83 岁。在生产力水平低下的古代，庄子为何如此长寿呢？

庄子生活在战国时期，当时楚国经济实力雄厚。楚王想要请庄子出山担任自己国家的相国，就派了两个大夫去请求庄子出山。当时庄子正在钓鱼，听到楚王让他担任相国的意愿，不为所动，把使者打发走了，自己继续钓鱼。庄子终生没有入仕，一直过着贫困的生活，却自得其乐。他是一个自由的人，不被欲望所束缚。他主张"无为"，顺应自然。他的长寿与他淡然的生活态度有着密切的关系。

庄子的淡然的态度也反映在他的哲学思想里。他说："平易恬淡，则忧患不能入，邪气不能袭，故其德全而神不亏。"他的观点是，只要保持恬淡的态度，就不会有邪气入侵人体。如果一个人行事坦荡，光明磊落，心胸宽广，知足常乐就会延年益寿。

西医学研究表明，如果一个人内心不安，惶惶不可终日，难以入眠，那么身体的免疫系统就会出现问题。庄子强调修心养性，他认为做到内心清静、淡定自如，就不会有外物干扰。他曾把水泽里的野鸡与笼子里养的鸡做对比。水泽里的野鸡走十步才能啄到一口食物，走百步才喝到一口水，但它怡然自得，神情悠闲。养在笼子里的鸡虽然不用在饮食上耗费心力，但它并不自在。在庄子看来，怡然自得的态度才是最重要的。

2. 荣誉加身，淡定是一种境界

生于 1915 年的王云清老人是一位老红军，他在战争年代历尽艰辛，20 多年前不幸患上了脑血栓，但他没有自暴自弃，积极接受治疗，最终得到了康复。老前辈在面对重大疾病时的淡定态度值得我们学习。

方子翼（1917—2015 年）在 13 岁时就参加了革命，获得无数荣誉，为中华人民共和国的空军建设做出了不可磨灭的贡献。他从来不因自己的荣誉而趾高气扬，反而为人低调，很少提及自己的贡献。

这些战士虽然为国家和人民做出了伟大的贡献，但是他们自己却没有骄傲。在面对磨难时处变不惊，淡定是一种境界。

3.淡泊是一种处世的情怀

杨绛先生在晚年以惊人的毅力开始整理钱钟书的手稿，出书后她将数百万的稿费捐赠给母校，用来资助贫困学生。她说："我今年一百岁，已经走到了人生的边缘，我无法确知自己还能往前走多远，寿命是不由自主的，但我很清楚我快'回家'了。我得洗净这一百年沾染的污秽回家。我没有'登泰山而小天下'之感，只在自己的小天地里过平静的生活。"她淡泊名利，不以自己的成就而自傲，用自己的积蓄去帮助需要帮助的人。

冰心享年99岁，她是个坚强的老人，在80岁那年，因为脑血栓而导致握不住笔，她就像个小学生一样重新学习写字。她热爱生活、热爱写作的态度可见一斑。她淡泊名利、坚持不懈、努力勤奋的好品质值得我们每个人去学习、思考。国家危难之际，她全身心投入时代潮流，用所学、所写、所想来唤醒世人。中华人民共和国成立之初，她虽身居日本，但心怀祖国，与丈夫一起冒着生命危险回到祖国。回国后，她为祖国的文化事业和国际交流活动做出了突出的贡献，曾先后出访印度、缅甸、日本、英国等国。她淡泊的处世态度让人敬佩。

4.淡泊者拥有智慧

康德是德国著名的哲学家，于1804年去世。他活了79岁，这在当时是一个常人难以企及的长寿之数。康德是德国古典哲学的创始人，他一生笔耕不辍，78岁时还在书写自己的思想。他淡泊名利，每天忘我地工作，将自己的一生奉献给了学术研究。在那个时代，康德是如何做到长寿的呢？康德有自己的时间规划表，他会在每天下午的三点半出去散步一个小时，天天坚持。他很少生病，晚年时没有得帕金森综合征。他非常善于处理自己与外部世界的关系。这是一种智慧。他曾说："在感到无法入睡而烦躁不安时，我便马上采用我那斯多亚主义手段，把我的念头努力固定在某个由我选择的无关紧要的客体上，不管它是什么，从而把注意力从那种感受引开；这样各种感受就会很快迟钝，而睡意就会压倒它。"这说明康德重视睡眠，尤其强调睡眠的质量。

他会将自己最重要的工作安排在上午进行，这与我国"一日之计在于晨"的观点不谋而合。他有严格的时间观念，每天5点起床写作，7点至11点是上课时间，然后和朋友一起吃午餐，让大脑得到放松。下午三点半到四点半是散步时间，回来后继续工作。康德曾说："头上的星空和心底的道德法则这两样东西，我越思考便越赞叹。"他能够做到心底澄澈，时刻仰望星空。淡泊名利的态度也是他的智慧所在。

干祖望教授是著名的国医大师，去世时年逾百岁。他有自己独特的养生之道，"童心，蚁食，龟欲，猴行"是他的八字养生法。"童心"就是说要保持童真童趣，不被俗世的欲望缠身，不在意名利。蚁指的是蚂蚁，"蚁食"的意思就是说，要像蚂蚁那样每顿饭吃得少一点，吃得杂一些。不能天天山珍海味，五谷杂粮和清淡的饮食才是对人体最有益处的。提起乌龟，大家会想到长寿。"龟欲"指的是人要像乌龟那样有一个与世无争的胸襟和淡泊名利的态度。当然，在面对挫折时，不能做缩头乌龟。在面对诱惑时，能做到不为所动，不忘初心。猴子活动灵敏，"猴行"的意思是人要像猴子一样多运动，不要一直静坐不动。人们也要像猴子那样头脑灵活，多动脑，保持活力与朝气。干祖望教授的养生方法是他在实践中逐渐总结出来的，体现了国医大师的智慧。

梁漱溟（1893—1988年），著名的哲学家、思想家。他因为学问出名，却从不自傲。他淡泊名利，辞去在北大教书的工作，到乡村从事建设实验活动。"文革"时期，他受到严重迫害，一直坚持真理，为国家和民族效力。他坚持食用素食，清心寡欲。他说"我一生所忙碌的事业，都是以出世者悲天悯人的心肠，从事入世工作。"正是这样的态度，让他超然物外，一生淡泊，这是一种人生的智慧。

"君爱身后名，我爱眼前酒。饮酒眼前乐，虚名何处有？"这是伟大的唐朝诗人李白的境界。"非淡泊无以明志，非宁静无以致远"是诸葛亮对自己儿子的殷切希望。"采菊东篱下，悠然见南山"是陶渊明的追求。"谁知将相王侯外，别有优游快活人"是白居易的惬意所在。

中国有句古话叫作"仁厚寡欲者寿"，不贪婪，淡泊名利可以长寿。也许，长寿其实很简单，乐观淡然、淡泊名利、怡然自乐便是最好的养生之道。

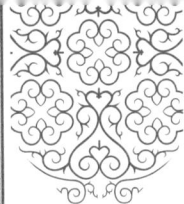

第四章 《易经》中「自强不息」「厚德载物」与生命力量

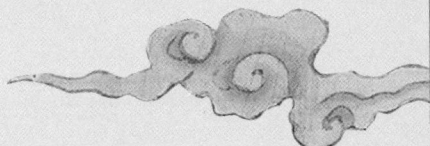

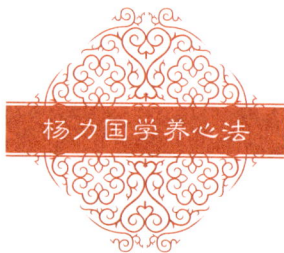

杨力国学养心法

一、"自强厚德"——生命的正能量

《易经》是传统经典之一，是中华文化的瑰宝，是中国人民智慧的结晶。有许多典故、成语都出自《易经》。《易经》对人生有指导意义，了解其中的一些理论有重要的意义。

"自强厚德"来源于《易经》中的"天行健，君子以自强不息；地势坤，君子以厚德载物。""以"在古文中有"用"的意思，两句话都省略了"之"。"之"在这里指代的是"天行健"和"地势坤"。"天行健"是指天道运行刚健，因此君子应该像天道一样自强不息；"地势坤"指的是大地厚重，君子应该如大地一般用优良的品德来承载万物。

1."自强厚德"是为人处世的准则

张岱年先生是我国著名的哲学家、国学大师。在《张岱年自传》中，他亲自写道："自强不息，厚德载物，好学深思，心知其意，言有物而心有恒。"这句话也是他一生的写照。张先生对祖国优秀的哲学文化遗产充满敬意，经常背诵历史上著名哲学家的史料。作为国学大师，张岱年的生活却十分简朴。他的住房很狭窄，房中几乎堆满了书籍。他的衣着也很朴素，不奢华。在八十岁高龄的时候，闻名中外的张先生还自己上街买菜，丝毫看不出他是一个大学问家，好像只是一个普普通通的人。他乐于提携后辈，凡是向他求教的稿子都会被认认真真批改。张岱年先生为人谦逊，由他撰写的《中国哲学大纲》是公认的好书，可他仍会自觉指出其中的不足之处，从不骄傲与自满。

竺可桢是我国著名的气象学家。小时候，他经常被同学嘲笑为矮子。于是他制订了一个锻炼身体的计划，每天早起跑步。他喜欢每天记日记，坚持了38年。他的日记中记载的都是当天的天气情况，几十年来从未间断。正是一天天的坚持，才让他的科研工作有了坚实的理论基础。

北宋时期著名的思想家、政治家、军事家范仲淹幼年丧父，虽然童年时家境贫困，但是他刻苦读书，从小就树立了远大的理想。有一次，范仲淹在洞中读书时，意外发现了两窖金银财宝，却分文不取。之后寺庙受难之时，范仲淹就将金窖的秘密告诉了寺院的住持。寺中的人都对范仲淹不贪图钱财的品格赞叹不已。

梁启超曾给清华的学子做过演讲。在演讲中他说到，希望清华学子们都能继承中华传统美德，而且引用了《易经》中的"自强不息""厚德载物"等话语来激励清华学子。他指出，君子应该摒弃私欲，自强不息，不畏艰难险阻；同时，君子应该如大地般厚实和顺，以优良的品质担负起改造旧社会的重任。后来，"自强不息，厚德载物"8个字就逐渐演变成为清华校训。

2."自强厚德"彰显一个人的非凡气度

孟子曰："天将降大任于斯人也，必先苦其心志，劳其筋骨，饿其体肤，空乏其身，行拂乱其所为，所以动心忍性，曾益其所不能。"司马迁云："古者富贵而名摩灭，不可胜记，唯倜傥非常之人称焉。盖文王拘而演《周易》；仲尼厄而作《春秋》；屈原放逐，乃赋《离骚》；左丘失明，厥有《国语》；孙子膑脚，《兵法》修列；不韦迁蜀，世传《吕览》；韩非囚秦，《说难》《孤愤》；《诗》三百篇，大抵圣贤发愤之所为作也……乃如左丘无目，孙子断足，终不可用，退而论书策，以舒其愤，思垂空文以自见。"古人之圣贤是我们学习的榜样，道德的楷模。

子贡曾向孔子求教"何如斯可谓之士矣？"即怎样做才称得上"士"？孔子回答："行己有耻，使于四方不辱君命，可谓士矣。"意思就是，道德上严格规范自己的行为，出使列国要能完成国君所交给的任务，这样就可以称作"士"了。

我们敬爱的周恩来总理从小就树立了"为中华之崛起而读书"的理想。长大后，他革命热情高涨，积极投身于革命，参加了各种革命活动。中华人民共和国成立后，周恩来担任共和国总理和外交官。周总理是个非常有人格魅力的人。有一次，理发师正在给周总理刮胡须时，总理突然咳嗽了一声，刀子立即把脸给刮破了。理发师十分紧张，不知所措，但令他惊讶的是，周总理并没有责怪他，反而和蔼地安慰他："这并不怪你，我咳嗽前没有向你打招呼，你怎么会知道我要动呢？"从小事上我们就能看到周总理身上的美德——宽容。人民大会堂厨师回忆周总理吃饭是：急，快。有一次，厨师做好饭送到周总理房间时，看到总理狼吞虎咽地用馒头蘸着青菜汤吃，另一只手还在批阅文件。厨师把菜送进去时，周总理抬头微笑了一下，没有丝毫停止工作的意思，继续一边吃馒头一边工作。

周恩来自强厚德的精神彰显了他个人非凡的气度，也向世界展示了我国泱泱大国的形象。

3."自强厚德"是中华民族的优秀品质

孟子曰："富贵不能淫，贫贱不能移，威武不能屈，此三谓大丈夫。"勤劳的中华儿女追求独立的人格，在困境中不放弃，在逆境中崛起，永远不屈服于外来的压迫和剥削。中国人具有重气节的精神，正如孔子所说："三军可夺帅也，匹夫不可夺志也。"随着历史的发展，自强不息逐渐成为中华民族的民族精神。

（1）爱国

"天下兴亡，匹夫有责"的观念已经融入千万中华儿女的血液中，爱国主义是中华民族的优良传统。为了守卫自己的家园，古往今来，历史的长河中涌现了许许多多为国家奉献自己的人。为了收复失地，岳飞立下了"壮志饥餐胡虏肉，笑谈渴饮匈奴血"的誓言，他的背上刻上了"精忠报国"的字样。他的死让人们明白了何为铁骨铮铮。虽然南宋已是大厦将倾，守护城池的文臣胆小怕事，纷纷落荒而逃，但是文天祥在国家的危急时刻挺身而出，承担了招募义军的重任。他在被俘之后，不愿投降，一心求死，写下了"人生自古谁无死，留取丹心照汗青"的千古名句。民族英雄林则徐虎门销烟，打击了外国侵略者的嚣张气焰，维护了中华民族的尊严。他曾写下"苟利国家生死以，岂因祸福避趋之"的激励诗句。抗日战争时期，我们有董存瑞、刘胡兰、杨靖宇、赵一曼等抗日英雄。这些爱国人士为了国家的独立与繁荣抛头颅、洒热血，坚贞不屈，他们的牺牲不正是自强不息精神的体现吗？自强不息的精神是中华民族生生不息、艰苦奋斗、拼搏进取的力量源泉。

（2）宽容

宽容也是中华民族的优良传统，"厚德载物"是对宽容精神的经典概括，它要求我们要像大地一样宽厚，接纳万物，心胸开阔，严于律己，宽以待人。关于这种精神，孔子说"君子坦荡荡，小人长戚戚"；孟子说"君子量不极，胸吞百川流"；林则徐说"海纳百川有容乃大，山高万仞无欲则刚"；程颐说"忍所不能忍，容所不能容，惟识量过人者能之"；康有为说"开诚心，布大度"。

陶行知先生是我国著名的教育家、思想家。他把宽容的精神融入到自己的教育实践中，这起到了非常好的效果。陶行知先生与四颗糖果的故事广为流传。陶行知先生当校长的时候，有一次看到一个男同学把砖头砸向同学，便制止了他并让他到校长办公室去。陶行知先生看到这个小男孩比自己来得早，就给了小男孩一颗糖，说这是奖励他来得早。陶先生又给了他一颗糖，说："这也是给你的，我不让你打同学，你立即住手了，说明你尊重我。"陶先生又说："据我所知，你打同学是因为他欺负女生，说明你很有正义感，我再奖励你一颗糖。"这时，这个男同学感动得快哭了，主动认错说："校长，我错了，同学再不对，我也不能采取这种方式。"于是陶先生又掏出了一颗糖作为对这个男同学的奖励。陶行知先生可以被称作"万世师表"，他在教育上的奉献和自己独特的教育方法是我们学习的楷模。

清朝康熙年间，礼部尚书张英官的家人与邻居家因为院墙发生纠纷，两家都不愿意让一步。张英官知道后，给自己的家人写了一封信，信上写："千里家书只为墙，让人三尺又何妨？万里长城今犹在，不见当年秦始皇。"于是，张家就后退了筑围墙。邻居家深受感动，也把院墙后移三尺。因此就有了一条"六尺巷"，从此传为佳话。

春秋战国时期，赵国的蔺相如因为完璧归赵有功，被拜为上卿。在蔺相如之下的廉颇很不服气，扬言要羞辱他。蔺相如知道后，常常推脱有病不去上朝，避免和廉颇相会。有一次，蔺相如外出时在巷子里远远地看到廉颇，立即掉转车子回避。于是蔺相如的门客认为他太过胆小，想要请辞。蔺相如说，我连秦王都不怕，更可况是廉将军呢？但是我想到，强大的秦国之所以不敢攻打赵国是因为有我和廉将军在呀。如果两虎争斗起来，一定俱伤，这正合秦国的心意。我对廉将军一再退让，正是把国家的利益放在前，把个人的恩怨放在后。后来，廉颇听到这些话，深感惭愧，就亲自去蔺相如的家里负荆请罪。两人从此成为至交好友。蔺相如宽容廉颇，谦逊有礼。他心胸开阔，把国家的利益放在首位，赢得了廉颇的尊重。

❧ 二、远离负面心态，愿你是阳光，灿烂照耀人 ❧

人生在世，难免会遇到各种挫折与困难。我们无法选择自己将面对什么，但我们可以选择面对苦难时的心态。在日常生活中，我们的负面心态也会对自己的身体和生活带来危害。

1. 负面心态会让人铸成大错

相传成吉思汗有一只心爱的老鹰。有一次，成吉思汗带着鹰前去打猎。他打完猎时觉得口渴，就去小溪那里接水喝。当他准备喝时，他的鹰猛扑下来把他的杯子打掉了。他无可奈何，认为自己的鹰也许也渴了。当他再次将水接到七八分满时，鹰又把他的水杯弄翻了。成吉思汗气急败坏，又接了一杯水，当鹰靠近时，成吉思汗就拿起刀将鹰杀死了。之后他寻找水源地时，走到高处，发现水源地里有一条毒蛇的尸体。成吉思汗这才明白，爱鹰是为了救他才不让他喝水，而自己却错杀了爱鹰，追悔莫及。成吉思汗在盛怒的那一刻是他的负面情绪达到顶峰的时刻，失去了冷静思考的能力，从而铸成大错。

有一个小男孩脾气暴躁，经常说一些伤人心的话语。虽然他会向对方道歉，可是久而久之，他的朋友越来越少。他的父亲知道儿子的情况之后，就交给了儿子一把斧头，让孩子每天往一棵大树上划一刀。于是，这个小男孩每天都会在树干上弄刮痕。过了几天，父亲把孩子领到树前，让孩子看到树上的刮痕不会随着时间的流逝而消失。刮痕就像小男孩说出的伤人的话，虽然时间日久，但还是会在人的心里刻下一道伤痕。小男孩听了父亲的话后，惭愧地低下了头。小男孩渐渐改正了自己的缺点，摆脱了负面心态的束缚。小男孩有一个优秀的父亲，指引着他走上正确的道路。如果我们陷入负面情绪中，又没有人来帮助我们呢？我们就应该自己找方法避免出现负面的情绪。一旦自己有个负面的心态，要及时找方法来舒解。

2. 负面心态会引发连锁反应

有个效应叫作"蝴蝶效应"，说的是一只南美洲亚马孙河边热带雨林中的蝴蝶，偶尔扇几下翅膀，就有可能在两周后引起美国得克萨斯州的一场龙卷风。无独有偶，心理学上有个名词叫作"踢猫效应"，可以用一个故事来解释这个名词。一个父亲在公司受到老板的责骂后带着满腔不忿回到了家里。他看到在沙发上跳来跳去的孩子，就把孩子臭骂了一顿。孩子很委屈，也很窝火，就狠狠地踹了身边的小猫一脚。小猫很惊慌，逃到街上，司机为了不撞到猫赶紧避让，结果撞到了路边的孩子。"踢猫效应"说明了负面情绪是会传染的。如果一个人拥有负面心态却没有很好地调节，就会把自己的坏情绪传递给另一个人，形成恶性循环。

当你因为一件事情没有做好而感到生气时，时间就会不知不觉地溜走。当你回过神时，也许会发现自己又错过了另一件事情。正所谓"屋漏偏逢连夜雨"，说的也许就是负面心态所致的连锁反应。

3. 负面心态危害身体健康

哈佛大学曾做过一项调查，在 1600 名心脏病患者中经常有焦虑、抑郁、恼怒等负面情绪的人是普通人的三倍。我们的身体处在恐惧、紧张等情绪之中时，身体就会产生毒素。

英国的艾尔姆·哈力斯在其著作中记载了一个实验。美国华盛顿心理实验室曾做过一项化学实验。在一个冰水杯里放一支玻璃管容器，让其管底朝下，空口朝上。接受实验的人从管口向管内呼气，气遇冷而凝结在管内壁上，聚集成水。如果接受实验的人心理状态正常，呼气凝成的水就是一般的水。如果接受实验的人产生了诸如害怕、怨恨、生气等负面心态，那呼气凝成的水就不是无色透明的了。这个简单的实验说明了人的负面情绪对身体有巨大的危害。让一只老鼠喝由嫉妒情绪凝成的水，老鼠就会被毒死。另有实验表明，给婴儿喂奶时的母亲处于负面情绪中时，婴儿常常会生病。正面的情绪如开心、平静、满足等，能够刺激细胞，使其新陈代谢加快，让机体处于健康的状态。而与之相反，负面的心态就会让身体累积毒素。

当焦虑、悲伤时，人的胃肠道蠕动会减慢，因此消化液会减少，不利于消化。长期的抑郁或恐惧可能会引起高血压。负面的情绪也会影响到人体的免疫系统，增加各种疾病发生的概率。

有研究表明，"敌视情绪"每上升 1%，患心脏病的风险就增加 6%。"敌视情绪"长期累积的话，会对心脏造成极大的负担。长此以往，人体可能会出现心脏受损的情况。发怒时、嫉妒时都会引起血压的升高，也会加重失眠。

美国密歇根大学曾经做过一个实验。让几个人对着接受实验的人大喊大叫，面对这种情况忍气吞声的人患疾病的概率比发泄出来的人要高一倍。因此，遇到不如意的事情时，要学会用正确的途径来调节自己的情绪，不要一味沉湎于负面的情绪中。多疑和情绪不稳会让人寝食难安、食欲不振。

4. 喜伤心，怒伤肝，思伤脾，悲伤肺，恐伤肾

中医认为喜伤心，怒伤肝，思伤脾，悲伤肺，恐伤肾。愤怒的情绪对肝脏有所损害。思虑太过容易伤及脾脏。悲伤、忧愁会让肺脏的生理功能失调。恐惧会伤害人体的肾脏。喜悦明明是一种正面的情绪，为什么也会危害心脏呢？其实，什么样的情绪都不能太过。太过就会伤害人体，就像《黄帝内经》中说：怒则气上，喜则气缓，悲则气消，恐则气下，惊则气乱，思则气结。

负面心态会对人体造成危害，不管是生理上还是心理上。在平时的学习和工作中，我们不可避免地会遇到不如意的事情，也许在遇到事情的时候，我们会有一个正面的心态，这将帮助我们解决问题；也许我们会有一个负面的心态，这时，我们就应该注意保持乐观的情绪，避免负面心态的危害。

三、心若向阳，世间何处不阳光

所有的养生法则都提到了要养心，保持心态平衡。由此可见，心态平衡是健康长寿的秘诀。那么我们应该如何保持心态平衡呢？心态平衡的法宝又是什么呢？

有一则故事，故事的两个主人公是同住在一家大医院的小病房里的重病病患。这个病房很小，只有一扇窗户可以看到外面。有一个病人的病床靠近窗户，他可以在床上坐一个小时，经常描述窗外的场景给另一个只能躺在床上的病人听。在他的描述里，窗外有做游戏嬉戏的小孩子，有一片美丽的湖，天鹅和鸭子在水面上游玩。另一个人只能倾听，时间久了，他的心里就很不平衡，凭什么我只能在这个床位上，凭什么我看不到窗外的美景？他越想越不是滋味，这个床位一定要换一换。这天夜里，靠近窗户的人突然剧烈咳嗽，另一个人没有帮他按手铃叫护士进来。第二天，那个人已经停止了呼吸。过了一段时间，活着的病人要求换到靠近窗户的床位，换过去了之后，他吃力地向窗外望去，却只发现了一堵白墙。原来之前住在这个床位的病人为了让他心里高兴，故意说了个善意的谎言。于是，几天之后，这个人在自责与难过中死去。这个人一味地与别人攀比，造成了心里的不平衡，让他追悔莫及。这个故事说明了心态失衡的危害。我们要找到心态平衡的法宝，以下进行介绍。

1. 自我发泄的主机

一个人如果有抑郁、恼怒情绪的话，可以在不伤害他人的前提下发泄出来。我们可以选择向朋友、家人倾诉，也可以自己一个人爬山呐喊，将体内的怒气发泄出来。当我们出现抑郁的情绪时，我们可以到外面散散步，放松一下心情。当心里郁闷时，我们可以看一些相声、小品或者喜剧电影。自己要随时关注自己情绪的变化，当自己愤怒的情绪即将爆发时，应该用意识控制自己，学会自我暗示。当自己因为没有做好某件事情而感到沮丧时，可以学会安慰自己，缓解失望的情绪。

当我们出现一些消极的情绪时，我们还可以用名人的事迹来激励自己，鼓励自己，与困境做斗争，保持良好的心态。我们也可以到操场跑几圈或者去健身房锻炼身体，运动能让人感到快乐。说不定锻炼后，心情就好转了许多了。

2. 爱好是安抚心灵的良药

如果自己有一个健康的爱好，在心态失衡时专注于自己的爱好，可以让自己的心灵得到良好的休息。李开复博士曾在演讲中提到，要做自己喜欢的工作。通过多种途径与方法，找到自己的爱好。寻找自己的爱好可以培养自己健康的心态和情操。

有人喜欢通过运动来发泄自己，有人喜欢在心情郁闷时逛街，有人喜欢看书，有人通过听歌来缓解自己的情绪。心情烦躁时，有的人在KTV吼几声就开心了。有的人也许找不到自己的爱好，这没关系。爱好是可以培养出来的。爱好可以让我们丰富闲暇时间，健康成长，幸福生活。说不定，日积月累，水滴石穿，爱好也会成为我们的一技之长。比如有的人喜欢练习书法，天天坚持，日复一日，年复一年，也许就会在书法上有造诣。

3. 自信帮您挺直了腰

伟大的唐朝诗人李白曾说"天生我材必有用"，每个人都是有用的人。不要自暴自弃，认为自己活着是没有价值的，要树立起自信心。

众所周知，生命最初的形态是受精卵，是精子和卵子的结合体。协和医院的张羽医生在自己的书《只有医生知道》中描述了精子和卵子是怎样结合的："精子数目繁多，岂止百万雄师过大江，一次射出的几毫升精液中至少有几千万到上亿个精子……很多精子天生就是要被牺牲掉的，没有这个数量级根本无法让雌性受孕。""完成获能是受精的基本条件，这个过程大概需要7个小时……卵子只有一个目的，等待与生命力最旺盛、携带基因最为优良的精子结合，顺利成长为生命力强悍的个体，将传宗接代和物种进化这件事进行到底。""精子在前进的过程中沿途受到子宫颈黏液的阻挡和子宫腔内白细胞的吞噬，最终到达输卵管的只有数十条至一二百条。"最终只有一个精子能利用自己的顶体酶，使自己进入卵子的体内。精卵结合的过程是多么不容易，所以我们每一个人都是生命的奇迹，都是独一无二的。我们还有什么理由自暴自弃呢？

进行积极的自我暗示，每天告诉自己，我很重要。不和他人比较，只和过去的自己相比。正如美国作家海明威说的"优于别人并不高贵，真正的高贵是优于过去的自己"。相信自己有无穷的潜力，相信自己有足够的能力去面对生活中的种种磨难，相信"长风破浪会有时，直挂云帆济沧海"，相信"山重水复疑无路，柳暗花明又一村"，相信"车到山前必有路，船到桥头自然直"，相信"有志者，事竟成"。

正所谓"尺有所短，寸有所长"，每个人都有自己的缺点和优点。我们可以多关注自己的优点和长处。同时，也不能忽视自己的不足之处，"有则改之，无则加勉"。正视自己的缺点，但也不能过分关注，要相信世界上没有完美无瑕的人。当自己实现了一个目标时，多多夸奖自己，保持自豪感。"近朱者赤，近墨者黑"，我们可以多和心态平衡、积极乐观、自信心强的人交朋友。如果每天和一个萎靡不振的人在一起，说不定自己也会变得消极悲观。保持干净整洁的外表形象，言谈举止恰当都会对树立自信心有帮助。除了要与亲朋好友交流之外，在公众场合也要学会大声发言，不怕出丑。

4. 要多接近好人

可以多与优秀的人沟通交流，"见贤思齐"。集体活动、社会活动对一个人的成长是非常有帮助的，可以增长知识，开阔视野，增强与人交流的能力。在参与一些志愿者活动的过程中，我们可以体会到奉献自己、帮助他人的快乐与充实。若干年后，这些经历都会是人生宝贵的财富与珍贵的记忆。

5. 你会享受生活吗

享受生活不代表彻底放松自己，天天沉湎于游戏机、手机、电视剧中。享受生活意味着要用积极的态度来面对生活中的一切。早起锻炼身体，到自然中感受每一朵花、每一棵草的气息。享受生活的本质是让自己保持轻松、愉悦的状态，保持心态平衡。要有一双善于发现美的眼睛，善于创造身边的美好。

每天可以把高兴的事情记录下来，沮丧之时，可以重温快乐的记忆。要有自己的独处时间，让自己放空。早睡早起，保证睡眠质量。

心态平衡对健康、长寿、预防疾病乃至整个人生都有重要的意义。心理学家说，用正面的心态看待世界，拥有正能量，永远保持乐观的态度既是一门学问，又是一门生活的艺术。

四、古今"正者寿"的故事及生命启示

"正"代表着不偏不倚，公平正义。那么正者又是什么意思呢？

有一个成语叫作"浩然正气"，被人们用来形容一种刚正宏大的精神，出自《孟子·公孙丑上》。公孙丑是孟子的弟子，他请教孟子："老师，您的长处是什么？"孟子说："吾善养吾浩然之气"。公孙丑又问何解，孟子回答说，它充满在人世间，是一种非常刚正、浩大的气。正义和道德日积月累形成了这种气，如果没有正义和道德，这种气自然也就不会存在。孟子认为，当一个人有了浩然正气时，面对外界巨大的诱惑或者威胁时，就能够处变不惊，镇定自如。这样的人，我们称之为"正者"。

1. 正者具有高尚的情操

（1）孔子的"不耻下问"

孔子（前551—前479年），活了73岁，在"人逾七十古来稀"的古代是高寿之人。他有"仁爱""仁者爱人"的政治思想，可惜在当时的诸国不被重用。《论语》中讲到一个故事："子钓而不纲，弋不射宿。"说的是孔子捕鱼时不用网捕鱼，容易大鱼小鱼一网打尽；用箭射鸟，从来不射归巢的鸟，归巢的鸟应该是小鸟的父亲或者母亲，如果归巢的鸟死去，巢中的小鸟就没有食物吃，那么伤一只鸟实际上是伤了一窝鸟。这个故事说明了孔子的仁爱。

孔子非常好学，对于各种知识都表现出浓厚的兴趣。他曾经"问礼于老聃""访乐于苌弘""学琴于师襄""学官制于郯子"。在当时被当作无所不知的圣贤。但孔子自己不这样认为。他认为"三人行，必有我师焉"，"圣则吾不能，我学不厌，而教不倦也。"他曾经向一个 7 岁的小孩子拜师，只因为这个小孩子知道孔子不知道的事情。孔子安贫乐道，曾说："不义而富且贵，于我如浮云。"在孔子看来，行义是人生的最高价值，当富贵与自己坚持的道义发生矛盾时，他宁可受穷也不会放弃道义。孔子离开曹国到宋国后，就和弟子们在大树下练习礼仪。宋国的司马桓魋想要杀掉孔子，就把大树给砍了。有位弟子催促孔子说："夫子，咱们快点走吧。"孔子说："上天既然使我具备圣德之性，桓魋又能把我怎样呢？"顺境不贪，逆境反喜，保持心态平衡，把所有的一切都当作是磨炼自己的机会，心存正义，自强不息。

孔子学琴的故事一直被人津津乐道。孔子向师襄学琴时，连续十几天都练习同一首曲子。师襄说，你现在可以练习下一首曲子了。孔子说，我还没有学会弹奏技巧，并不急于学习下一首曲子。孔子又刻苦练习了一段时间后，师襄说，你现在已经学会了弹奏的技巧，可以练习下一首了。孔子却说，自己还没有领悟到这首曲子的意境，还不能进行下一首曲子。于是，孔子又用心投入地练习了一段时间后，了解到了这首曲子的意境。可是孔子还是没有练习下一首曲子，而是继续练习这首曲子，想要领会曲中歌颂的人物。又过了一段时间，孔子领悟到了这首曲子歌颂的人物是周文王。师襄大吃一惊，佩服地对孔子说，这首曲子就是名为《文王操》。孔子为研究《易经》，反反复复地把它读了好多遍。春秋战国时期的书籍是书写在竹简上，用丝线串起来的。孔子这样反复阅读，串连竹简的丝线都断了，不得不换上新的再次使用。后人用"韦编三绝"来形容读书勤奋。孔子这样勤奋地读书，依然不自傲，很谦虚。

孔子用"发愤忘食，乐以忘忧，不知老之将至。"这句话来形容 63 岁的自己。当时的孔子已经带领弟子周游列国了 9 年，历尽艰辛，不仅未得到诸侯的任用，还差点失去自己的生命。但孔子并不灰心，仍然乐观向上，坚持自己的理想，坚持正义与道德，甚至是"明知其不可为而为之。"

（2）孟子的"浩然正气"

孟子的"浩然正气"与他曾提出的"富贵不能淫，贫贱不能移，威武不能屈"的观点相契合。孟子活了84岁，这在今天，也是高寿。

战国时期，各诸侯国都采取合纵连横之计，远交近攻。战争连年不断，受苦的都是各国普通的老百姓。孟子心怀天下，不忍心让百姓受战乱之苦，决定周游列国，去劝说那些好战的君主。孟子来到梁国，去见了好战的梁惠王。梁惠王询问孟子："我治国尽心尽力，又爱护百姓，百姓的人数却没有增多，这是什么原因呢？"孟子回答说："让我用打仗做个比喻吧。双方军队在战场上相遇，免不了要进行一场厮杀。厮杀结果，打败的一方免不了会丢盔弃甲，飞奔逃命。假如一个兵士跑得慢，只跑了五十步，却去嘲笑跑了一百步的兵士是'贪生怕死'。"孟子讲完故事，问梁惠王："这种行为对不对？"梁惠王立即说："当然不对。"孟子说："你虽然爱护百姓，可你喜欢打仗，百姓免不了就要遭殃。这与五十步同样道理。"后世用"五十步笑百步"来比喻程度不同，但本质相同的做法，或者比喻那些以小败嘲笑大败的人。

与孔子同为儒家代表人物的孟子也提倡"仁爱"。他与梁惠王有一段关于仁政的对话。梁惠王说："晋国是天下最强的国家，这是你所知道的。但是到了我这一代，东面战败于齐国，长子阵亡；西面丧失了七百里疆土给秦国；南面受辱于楚国。我对此感到耻辱，愿意替死者来洗刷所有的仇恨，怎样才能办到呢？"孟子答道："拥有方圆百里的土地就能称王天下。大王如能对民众施行仁政、减省刑罚、薄敛赋税、深耕土壤、清除杂草；青壮年在空闲时修习孝悌忠信的道理，在家里奉父兄，出外奉尊长，就能使他们拿着木棒来打击秦楚的坚甲利兵了。那些国家侵夺民众的农时，使他们不能耕种农田来养活自己的父母，父母挨饿受冻，兄弟妻儿离散。那些国家虐待伤害自己的民众，大王去讨伐他们，谁能和大王对抗？所以说仁者是无敌的，希望大王不要犹豫。"

孔子、孟子为古之圣贤，他们是当之无愧的"正者"，心态平衡，坚持心中的真理和正义，长存浩然之气，所以为"寿者"。

2. 正者是大度之人

（1）王安石的"宰相肚里能撑船"

王安石（1021—1086年）活了65岁，在古代也算是高寿。据传说他中年丧妻，后来续娶了一个叫作姣娘的妾。姣娘刚刚十八岁，出身名门，长得很漂亮，精通琴棋书画。婚后，身为宰相的王安石整天忙于朝中之事，经常不回家。姣娘正值妙龄，独居空房，便跟府里的年轻仆人私下偷情。王安石知道后，使了一计，谎称自己去上朝，却悄然藏在家中。入夜，他潜入卧室外窃听，果然听见姣娘与仆人床上调情。他气得火冒三丈，举拳就要砸门捉奸，但是就在这节骨眼上，"忍"字给他了当头一棒。他冷静下来，转念一想，自己是堂堂当朝宰相，为自己的爱妾如此动怒实在犯不上。他把这口气咽了回去，转身走了。不料，没留神撞上了院中的大树，一抬头，见树上有个老鸹窝。他灵机一动，随手抄起一根竹竿，捅了老鸹窝几下，老鸹惊叫而飞，屋里的仆人闻声慌忙跳后窗而逃。事后，王安石装作若无其事。转眼到了中秋节，王安石邀姣娘花前赏月。酒过三巡，王安石即席吟诗一首："日出东来还转东，乌鸦不叫竹竿捅。鲜花搂着棉蚕睡，撇下干姜门外听。"姣娘是个才女，不用细讲，已品出这首诗的寓意，知道自己跟仆人偷情的事被老爷知道了。想到这儿她顿感无地自容。可她灵机一动，跪在王安石面前，也吟了一首诗："日出东来转正南，你说这话够一年，大人莫见小人怪，宰相肚里能撑船。"王安石细细一想，自己年已花甲，姣娘正值弱冠年华，偷情之事不能全怪她，还是来个两全其美吧。过了中秋节，王安石赠给姣娘白银千两，让她跟那个仆人成亲，一起生活，远走他乡。这事很快传出去，人们对王安石的"忍"字当头，宽宏大量，深感敬佩。"宰相肚里能撑船"这句话也就成了宽宏大量的代名词。

（2）乐昌公主的"破镜重圆"

乐昌公主美貌动人，才情过人，是陈叔宝的妹妹，她的丈夫叫徐德言。徐德言看到国家民心不稳，担心终有一日被大军攻破。徐德言回家后就从梳妆台上取来一面铜镜，把它一劈为二。他把半块铜镜递给公主说："万一今后我俩失散，你就让人在正月十五拿着它上街去卖；如果我还活着，一定会在这一天去找它。只要看到这破镜，就能设法和你见面。"果然，没有多久，陈朝就被隋文帝灭了。灭陈有功的杨素，被封为越国公，并得到了许多赏赐，其中包括乐昌公主及女妓十四人。陈氏在杨素家里，虽然过着豪华的生活，但她时时抚弄破镜，心中始终惦念着徐德言。再说徐德言在战乱中避难到很远的地方，后来为了寻找妻子，又设法回到京城，他租了一间房子，暂且安顿下来。更深夜静时，他独自坐在灯下，凝视着半面铜镜，思念妻子，等待正月十五这一天的到来。总算盼到了正月十五。这天一早，徐德言用布把破镜仔细包好，揣进怀里，来到街上，在人群中寻找"卖镜人"。他突然发现有一个老人站在高处，手中拿着半面铜镜高声叫卖。四周围着许多看热闹的人。大家七嘴八舌地在嘲笑：这个老头莫非疯了，半片破镜居然要卖这么大价钱，简直比黄金做的还贵。徐德言好不容易挤进了人群。他从老头手里接过镜子，思绪万千，手也颤抖了，他对老人说："卖给我吧。"周围的人被德言这种举动弄糊涂了。大家议论说：看来这个人也好像着了魔似的。

徐德言把老人请到了家里，摆上了饭菜款待他。徐德言自己却不去动筷，而是把两面破镜捧在手中，看了又看。老人是越国公府里的老家人，他看到徐德言如此模样，心里也很受感动，于是就把陈氏如何吩咐他上街"卖镜"

的情形，一五一十地告诉了徐德言。徐德言纵有千言万语，现在也不知说什么好。他拿起笔来，写了一首诗："镜与人俱去，镜归人不归，无复嫦娥影，空留明月辉。"他把诗笺封好，交给老人，请他带给陈氏。老人把徐德言的诗笺交给了陈氏，并把前后情形点滴不漏地向她禀报了。陈氏听着听着，辛酸的眼泪夺眶而出，只觉得天旋地转，几乎要晕厥过去。陈氏把诗笺摊在书案上，整天泣不成声，一连几天，茶饭点滴不进。杨素知道了事情的来龙去脉之后，考虑了一下，觉得还是把陈氏送还德言为好。他把徐德言请了来，让陈氏随德言回去，并送了他们很多礼物。徐德言和陈氏离开了越国公府，决定回原籍安家。小舟在水中行进，两块破镜在他俩手中重又拼成了一面圆圆的明镜，他们并排坐着，悲喜交集，感慨万千，互相倾诉着分离后的痛苦和重又团圆的幸福。

这个故事就是"破镜重圆"的由来。虽然这个故事的主人公不是杨素，但是杨素心胸宽广，值得人敬佩。

（3）娄师德的"唾面自干"

娄师德是唐朝的著名宰相，他在官场上一路高升的原因除了他自己确实是有才能之外，跟他的容忍和宽厚的性格和开阔的胸襟是分不开的。有一次，他的弟弟被朝廷派去做代州刺史，在临别之际，娄师德说道："我现在是宰相，你也做了高官，我们这一家的身份现在是很高贵了，但是如此一来肯定会招来有心之人的嫉恨，那么我们该怎么办呢？"他的弟弟回答："如果今后有人朝我吐口水，我也绝不会反抗，把口水擦去就行了。"但是娄师德却不以为然："这还不够，人家朝你吐口水是生气的表现，你把口水擦掉，会使别人更加愤怒。你应该欣然接受，让口水慢慢变干。"这也是成语"唾面自干"的由来。司马光在《资治通鉴》中评价他"宽厚清慎，犯而不校。"凤阁侍郎李昭德骂他是乡巴佬，他笑着说："我不当乡巴佬，谁当乡巴佬呢？"当时的名相狄仁杰也瞧不起娄师德，想把他排挤出朝廷，他也不计较。后来武则天告诉狄仁杰：“我之所以了解你，正是娄师德向我推荐的。”狄仁杰听了惭愧不已。

长寿的人大多心胸开阔，不与他人计较。

身上有一股浩然正气的人，有高尚的情操和开阔的胸襟。这样的人大多长寿，学习他们为人处世的态度对我们是非常有帮助的。

第五章

道家『静心不老』的秘诀

杨力国学养心法

一、"静者寿"之秘

《素问·痹论》中说："静则神藏，躁则消亡。"所谓静，就是清静、冷静、安泰之意。也就是说身不过劳，心不轻动（胡思乱想）。神伤甚于体伤，"神之不守，体之不康"。可是有的人就要产生疑问了，不是说生命在于运动吗？为什么说人体最好要处在静的状态呢？我认为这里可以有两方面的理解，第一，要让我们静，其实是告诫我们，运动不可过多，过度的操劳容易损害我们的身体。古语有云："人体欲得劳动，但不当使极尔。"做什么事情都需要把握一个度，超越了这个度，就容易引发疾病。第二，这里所强调的静，意思是让我们的心要静。心静则百病不生，心乱的话就容易给邪气可乘之机，引发疾病。

其实，最好的生命状态，应该是做到动静结合，静中有动，动中有静。静就是动，静是顺其自然的动，为高级保健运动。若论养生学的价值，静是大于动的，正像一些人的体会那样：养生百法静为先。

1. 道家"清净无为"的秘诀

春秋时期道家提倡"清静无为"这种哲学思想，提出天道自然无为，主张心灵虚寂，坚守清静，复返自然。《说苑·君道篇》载师旷言云："人君之道，清净无为，务在博爱，趋在任贤，广开耳目，以察万方，不固溺于流欲，不拘系于左右，廓然远见，踔然独立，屡省考绩，以临臣下。此人君之操也。"《明道篇》有诗云："自

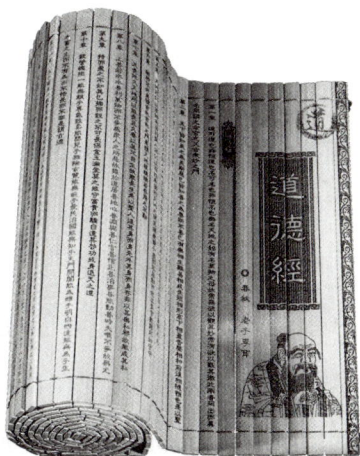

然之道本无为,若执无为便有为。得意忘言方了彻,泥形执象转昏迷。身心静定包天地,神气冲和会坎离。料想这些真妙诀,几人会得几人知。"

今人多错误地把道家的"清净无为"理解为对万物发展不加干预,任其发展,将其理解成了一种消极的处世观。其实,道家的无为,并非不求有所作为,并不只是指凡事要"顺天之时,随地之性,因人之心",而是不要违反"天时、地性、人心",凭主观愿望和想象行事。当代的哲学家和政治家们多把它当作一个消极的思想来理解,其实这是错误的。老子的"无为"学说,从《道德经》的全篇哲学理念的反映,无为其实就是无主观臆断的作为,无人为之为,是一切遵循客观规律的行为。按现在通常的说法,无为,就是科学的作为,就是合理的作为,因而也是积极的作为。

2. 心静健康之秘

心静,其实就是在告诉我们遇事不要轻易动心,不要被尘世之中的物欲名利等事情所侵扰,遇到突发的事情要学会处之泰然,面对不如意的事情要学会保持克制,对于外界的各种纷扰和刺激要泰然处之。道家讲求"心如止水",就是在告诉我们要"不以物喜,不以己悲"。面对各种各样的事情,喜怒哀乐、悲欢离合,我们可以在外表上顺应,但内心要努力做到岿然不动,心境如枯井一般。当然也讲身静,在心静的前提下,要活动身体,体宜多动,任何运动都能促进人体新陈代谢,增强体质,但不要让身体过于劳累,过动则损。同时,轻度的活动也能促使心静。因而,属于静养的"圈"。

静心是一种良好的生命状态,是一种很高的生命觉悟。人生的路很长,在漫漫的人生旅途中,随时都需要静静心。只有让心静了,才能够化解这尘世之间所有的喧嚣与无奈,让自己活在一个无比清新的世界,才能够保持自己的心情舒畅;心静了,幸福便不再遥远,无须跋山涉水、上下求索,它存在于每个人的心间,体现在日常生活最平常的事物中。静心中有美、有善、有笑、有各种言语无法表达的内涵。静心是清明,静心是觉悟。随时静下心,整理一下自己的心情，校正方向，再从容起程，就能走出一个崭新的自我。

3. 心乱百病生之秘

随着当代社会的飞速发展，这种快速的发展给我们的物质生活水平带来了极大的提高，但是也让人的压力倍增。人们每天处在巨大的压力之中，最大的精神隐患莫过于整天患得患失、斤斤计较、追逐名利、贪求无度。欲望会导致中年人心理上不满足、不平衡，从而使他们产生悲观失望感、低落感、怀恨感而活在孤独之中。一切欲望来自不清静的心，当你的欲望来干扰自己的时候，首先要看看自己的心是否清静。人在近乎"压力锅"的环境中生活，许多人身心疲惫，不堪重负，身体呈现亚健康状态。各种竞争形势的加剧，个人奢求和欲望的升级，都能引起紧张、焦虑、压抑等身心疾病。

有科学研究表明，人们所承受的压力与患胃溃疡等疾病的概率成正比。我在临床上长期的工作中也发现，有很多白领，有的时候工作太多，工作压力过大，就容易导致胃痛。我让他回去按时吃饭，按时睡觉，并且配上药物治疗。患者也非常听话，照着我说的做，效果依然不是太好，有的则容易反反复复。可是，当过一段时间，工作做完了，这些患者去休个假，胃痛的症状基本就消失了。讲这个例子其实就是想告诉大家，处在这样的社会环境中就需要我们静下心来，清静大脑，调节情绪，潜心静养，积极应对烦恼和困扰。

4. 静者寿，躁者夭之秘

战国时期的哲学家和道家，享年83岁的庄子，是我国清静养生学的代表人物，他和老子最早提出了清静养生的思想。庄子以水为例，他说水在平静的时候，尤其清澈透明，人心如能平静如水，必能健康长寿；老子也明确指出，清静就是"清静无为"，人应少私寡欲，"甘其食，美其服，安其居，乐其俗"。心静可以减少疾病的侵害，还可以延长自己的寿命。《养性延命录》中说："静者寿，躁者夭。"经常保持清净的心境，可以延年益寿，如果整天心情烦躁，就容易过早死亡。

中国古代有一位长寿的人名字叫李庆远，根据国外媒体报道，他自称生于1736年，而据存在争议的官方记录则生于1677年，卒于1933年，传说寿享256年，是清末民国初年的中医中药学者，也是世界上著名的长寿老人，但无确切史料考证。在他100岁时（1777年）曾因在中医中药方面的杰出成就，而获政府的特别奖励。他曾接受过许多西方学者的来访。李庆远一生娶过24个妻子，子孙满堂，有180位后人。

他非常欣赏老子之言："毋劳汝形，毋摇汝精，毋使汝思虑萦萦（缠绕）。寡思路以养神，寡嗜欲以养精，寡言语以养气。"他说，此中妙旨，往往被不善养生之庸人所忽视。他根据圃翁（古代一位善于养生的老人）的养生理论，特别强调善养生者必以"慈、俭、和、静"为根本。他认为自己健康长寿的原因有三：一长期素食，二心静、开朗，三常年将枸杞煮水当茶饮。他的饮食主要以米饭和少量的葡萄酒为主。"保持一种平静的心态，坐如龟，行如雀，睡如狗"，这就是李庆远留给后人长寿的秘诀指引。他始终认为保持一个平静安宁的心态是长寿所必须的。

5. 长寿的奥秘

《淮南子》中说："夫精神志意者，静而日充者以壮，躁而日耗者以老。"保持心情的清净，可以消除长期被压抑的情绪，将让你的身体很放松，同时让你免受像胃溃疡、癌症等这样疾病的威胁。减轻压力，血压也会更加正常，具有良好的排毒效果。增强身体免疫力，提升心理的抗压性，以及面对困难创伤时的自我治疗能力。整个静心的过程是动态活跃的，全身都会活动起来。通过练习能降低体重，令你皮肤光滑，容光焕发，热情洋溢。当代学术泰斗季羡林享年98岁，晚年仍耳聪目明、思维敏捷、笔耕不辍，季老的"三不主义"养生观，第一条是"不锻炼"。活了106岁的社会学家雷洁琼，养生语录里也有"不锻炼"这一条。上述两位长寿大家所说的"不锻炼"，是反对为锻炼而锻炼，而采用不科学的锻炼方式，说到底是一种静养，他们的养生实践，是身静的最后诠释。有科学研究表明，人在静养状态下，神经放松，呼吸减慢，心率、血压和体温也相应降低，这种低代谢的积累效应，能使生命相对得到延长，同时再有适当的体力上的运动，就是长寿的奥秘。

6. 保持心静的五大法宝

静心的方式可以分为动态静心和静态静心两大类。通过一些适当的活动，也有助于自己的静心。通过舞蹈、跳动、叫喊等活动的方式来释放心里受压制的情绪，这过程主要是让身体从紧张、疲惫的环境中体验静心的愉悦，可帮助并引导练习释放压力和理解静心。另外也可以通过太极拳、八段锦等较为舒缓的活动，在轻微的运动之中，体会自己平静的心境。

（1）吐纳呼吸法

呼吸是保持心静最基本的方法，例如你看刚刚跑完步的人，肯定是大口大口地呼吸，心脏也是一直在怦怦怦地跳动，这种状态是很难心静的。要保持呼吸均匀，需要在深呼吸的前提下，吸气时，感觉气从头顶正中灌入，一直深入小腹部（或全身充满，空空如也），呼气时感觉气从头顶正中梵穴出去……或继续延伸这个方法，吸气时，感觉气充满全身，到达了脚后跟（呼吸至踵），呼气时，感觉气到达头顶上空，一肘高的虚空之中，化成莲花，或到达莲花之上……形式可以不一，方向和目的如此。在这个练习的过程中，感觉到宁静、喜悦或仿佛跳出了身体（能旁观身体那样），安住在这个宁静、喜悦或空的感受中……

（2）头顶意念法

感觉自己的头顶上空，一肘高的地方，有一朵白色莲花。当你这样去感觉的时候，有一个"瞬间"忽然感觉和平时不一样了，那这个瞬间就是心静的片刻。然后用这个办法，让这个心静的瞬间延长就足够了，每天去延长，一直到延长到全天都可以这样心静。因为这个方法非常快速，在感觉头顶上莲花时间比较久的时候，可能会出现头胀、发麻、轻微的疼等，这些都是正常的，这些是进步的征兆。这个方法的特点是让能量往上移动，当能量往上移动，心就自然静下来。假如你不喜欢用莲花，可以用任何花，或不用花，直接把注意力集中在上面虚空中，或不一定是"一肘高"的地方，只要离开头顶，任何高度都可以。当你感觉了一次头顶之上，就有一次的心静，感觉两次，就有两次的心静，这样多次去感觉，最后让这些感觉连在一起串成一条线。

（3）体空意念法

感觉自己的身体如一根空的竹子，把注意力集中在身体，感觉自己的身体，如一根空的竹子一样，感觉里面是空的。在感觉的同时，忽然有一个瞬间，和平时（没有感觉时）有点异样，那这个"不同"的异样片刻，就是心静的片刻。同样，竹子是次要的，你可以感觉自己是一个透明的瓶子等，只要是你喜欢的、中空的物体都可以拿来引导。一旦进入，就保持住，尽力保持住，如果保持不住，就再次用同样的方法进入。进入这个瞬间，然后把这个瞬间延长到全天之中。

通过这种情绪上的控制，可以使自己在意念上达到一种静心的状态，通过在情绪上的练习，身体的肌肉及脊椎的紧绷能很好地消除，整个身体更轻松，能够提升身体的活力，让你更加健康。但是这种意念需要有一定的锻炼功底，需要集中精力排除外界的干扰。如果睁着眼睛做不到，可以闭上眼睛，你感觉怎样更容易，就用那个容易的方式。

（4）动中求静法

选择一个舒适的姿势坐下来，闭上眼睛，然后你慢慢地把手臂举起，初学一定要很慢，在移动手臂的同时感受（不是用眼看）这个动作，手臂举到一定的高度，在空中停顿一下，然后再慢慢地放下，感受这个动作，感受这个移动，动作一定要慢。这样就可以达到内心的安静！如果经常实践，内心的安静会越来越显著，内心常常处于轻松与自在。观察其他动作，也能达到相同的效果。

（5）音乐静心法

音乐在一定程度上也非常有助于人体的静心，例如闹人的婴儿，在要睡觉的时候，给他听一听催眠曲，就很容易入睡。音乐对于人体的情绪具有很强的影响作用。高亢的音乐容易使人激动，庄重的音乐可以让人提起精神，低沉的音乐容易使人悲伤。如果想达到静心的状态，可以多听一听较为舒缓的音乐。

要想长寿，我们必须学会静心，这样才能看见事物背后的真相。紧张时静静心，你会拥有一份从容和镇定；愤怒时静静心，你更能和风细雨地化解矛盾；疲惫时静静心，你会更有信心地走好后面的路；得意时，不要过分忘形，静心，你会发现这点成功实在是微不足道；失意时，不要盲目悲观，静心，你会发现自己其实有很多优点；痛苦时，不要借酒消愁，静心，你会发现看淡一点，快乐其实离你并不遥远；绝望时，不要意气用事，静心，你会发现生活的另一面正阳光灿烂、繁花似锦……来去匆匆的人生旅途中，停住脚步静心是件幸运的事。整理一下自己的心情，校定方向，再从容起程，或许能走出一个崭新的自我。

二、古今道家"静者寿"的故事与生命启示

道教是产生于春秋战国时期的中国本土的宗教，把"道"作为最高信仰。道散则为气，聚则为神。《道德经》的"道生一，一生二，二生三，三生万物"就是"不停地无中生有、有又还无地周而复始运转变化"。现在一般理解"道"是化生宇宙万物的本原。主要宗旨是追求长生不死、得道成仙、济世救人。道教强调"清静无为"，所以信仰道教的人物都比较清心寡欲，保持着一颗平

静的心，潜心修道，有许多代表性的人物达到了长寿的目的。

1. 神奇的道教创始人张陵

张陵出生于东汉建武年间。传说是母亲应征兆而孕。生他时紫气充满庭院，室内红光如昼，香气盈梁。100岁时，他创立了道教。

张陵在7岁就开始读五经和天文地理，以后又进了王宫的最高学府——太学。毕业后成为乡里的大儒，也因此当上了江州县令。但因为战乱，张陵辞官而去游名山，访求"仙术"长生之道。他在江西龙虎山筑坛炼丹，三年丹成，张陵服下一粒，30多岁的的张陵顿时转为少年容貌。以后，他又到了大邑县的鹤鸣山，传说，皇帝的老师广成子就在此炼丹修行。秦朝的马成子也在此炼丹成仙。

张陵住山不久，便患上疟疾病。以前，他不论大病小病只要用一剂中草药，就能药到病除。而这一次已过七天，病却越来越重。无奈之下，张陵请来了巫师，只饮了一碗青蒿水，病就好了。这时他得到一本《洞相经》，书中是老子的思想观点，杂糅了阴阳五行和儒宗学说，要求欲成仙者必须"以民为本"，要掌握草本药方，还要会符咒。先为民后为己，于是他为了中药的采集和配制，跑遍了鹤鸣山方圆250里，并向老百姓学"巫术"。同时，也揭露某些巫师骗人把戏。此时，他已成为一个为乡民解救病疾的医生，为百姓治病，不收分文，为民兴利，爱民如子，深受百姓的称赞和拥戴。时机成熟，张陵创立了"天师道"，信徒称他为"张天师"，此时，张陵已经100岁。永寿二年（156年），张陵已经123岁，但仍然神清体健。一日，他端坐在法坛上，宣布了太上老君的旨意，将经书、宝剑、符篆、功印交给了他的独生子张衡。把自己炼制的丹药分发给夫人雍氏，弟子王长、赵升，女儿文姬、文光、贤姬、芬芝等人，发放完毕，天空飞来一只仙鹤，张陵乘坐鹤背升天而去。

要想获得长生不老，必须保证自己的心静，张陵经常去访问名川，可以让自己远离尘世的喧嚣，只有限制了自己在人世之中的欲望，才可以保持一颗平静的内心，这才是长寿的秘诀。一个人整天想着如何赚更多的钱，如何能够让自己的地位再提升一步，比如有一位企业家说自己整天做梦都在想着如何赚钱，这种物欲过于强的人，别说心静了，就连最基本的吃饭睡觉都难以做好，怎么能够渴望这一类人能够长寿呢？

常常有病号向我讲，自己要考试、要评职称，压力非常大，晚上睡不着觉，就患上了这种那种的疾病。对这样的病人吃药的效果是不好的，这种病人吃药只能够治标，却不能够医心。所有疾病的源泉在于物欲太重，不能够静心，心乱了疾病自然也就找上了门。我一般都会让这一类病人赶快休假，停掉手头的工作，到山清水秀的地方休息一段时间。

2. 刘海蟾云游四方

康熙初年（1662 年），苏州贝家收了一佣人，勤恳劳作，却不肯要工钱，也不吃饭。元宵节观灯，他抱着小少爷看灯，忽然不见人影，全家一百多人四处找他不着，老爷、太太急得啼哭不止。到了三更天，他抱着小少爷回府，说是到福建省城看灯去了，那里的灯非常好看。小少爷手里还拿着新鲜的荔枝。这时，大家才知道是神仙到了贝家。老爷正要答谢，却不见了人影。第二天，贝家井里打捞出一只三条腿的大蟾蜍来。这时大家才知道佣人就是刘海蟾。

宋仁宗天圣九年，刘海蟾游历各山，所到之处，多留有墨宝。一天，他在山西代川寿宁观题写古诗一首，又在亭边有一画像，写下"龟鹤齐寿"四个字。同一天，他又在四川成都青羊宫写下了"寿山福海"四个大字。这说明刘海蟾已修炼成了"分形散影"之法。

要想达到静心的状态有各种各样的方法，有的人喜欢在深山老林之中自己修炼，而像刘海蟾这样的却选择了在云游之中，达到静心的状态。这两种静心的方法一种看似是让自己保持了静止的状态来促进静心，一种是让自己在游览之中远离尘世的喧嚣，后面这一种更加强调心静。有的人很喜欢旅游，其实在旅游的过程就是对于现在所处环境的一种解脱。在旅游的过程中，可以让自己的身心放松，同时能够远离暂时已有的交际圈，同时欣赏了一路上的山川美景，达到了心静的状态。我有个叔叔，晚年退休之后，经常出去旅游，可以说每年有一半多的时间都用在了旅游上，但是现在老人家的身体还非常好，基本没有生过什么病。我问他为什么这么喜欢旅游，他对我说："我喜欢出去旅游的感觉，自己干活干了一辈子，到了老的时候，可以好好地休息休息。出去玩儿了，家务事也不用操心，也没有那么多人整天让自己大鱼大肉地吃饭、喝酒。出去旅游反倒可以让自己清静清静。"

想让自己通过远离喧嚣来保持静心，我认为旅游的方法倒更加适合现代人。因为，现在除了极个别的人，大部分人让他去深山老林里独自静养基本已经是不可能了。前一段时间闹出了在一个深山之中，有一名游客说发现野人，一时引起了轩然大波，后来经过探寻才发现是一名归隐的现代人，只是山中缺少食物、衣服等，装扮吓人，才会被人们误以为是野人的。随着社会的发展，人们对于社会的依赖也越来越加重。为了静养，像古人那样跑到深山老林里，每天却担心的是自己如何吃下一顿饭，会不会有猛兽来威胁到自己的生命，那样反倒得不偿失，想让自己的心静，是根本不可能的了。

3. 入世也可静心

每当天朗风清的日子，你站在渭河岸边可清晰地望见老君山俊秀的轮廓，奇特的美景，而老君山自古以来就是道教名山，藏龙卧虎之地。在这里曾经发生过一个长寿者的真实故事。

相传，唐贞观年间，从长安城来了两位道人，说是久闻老君山的灵秀之气，准备上山修炼长生不老术。他俩不顾山高林密、道路险峻、狼嗥虎啸，终于爬到了顶峰。老君山顶地方不大，几乎没有多少平地。他俩环顾四周，发现往东南方向崖下有一个岩洞，里面似乎有人影在晃动。走近一看，原来有一位精神矍铄、闲云野鹤般的老者在洞中打坐。老者见两位年青的道士气喘吁吁，衣衫不整，非常奇怪，问他俩为何要到这密林深山，道士向老人说明了打算在此修炼道术的想法。老者摇头笑曰:"修仙成道,不一定非要到深山里来,只要心诚专一,修炼道场处处皆有,也一样能长生不老。"两个道士向老人告辞下山去了,他们恪守五戒,广行十善,果然长寿。

这里讲了一个人想要静心,其实并不是非要到深山老林或者必须去游山玩水,才能够达到静心的状态。想不想静心在于一个人的心境,并不能完全地寄情于山水。不能否定的是,外界环境会对人的心情产生一定的影响,这就是我们前面所提到的有的人喜欢旅游的事例,还有听音乐其实也会对一个人的心情产生一定的影响作用。但一个人的静心与否,主要还是取决于内心是否平静。这就需要长期的锻炼,才能够达到"结庐在人境,而无车马喧"的境界。这才是要达到静心的最高水平,一个真正得道的人,不是强迫自己远离金钱、名誉,而是处在金钱和名誉的面前而不为所动。

4. 心平如镜的秘诀

俗话说:"不做亏心事,不怕鬼敲门。"品行好的人,没有做过亏心的事情,当然不会惶恐,更容易保持心静。而小人做了许多犯罪的事,只能是惶惶不可终日,内心自然不会平静。热播的电视剧《人民的名义》第一集的赵德汉处长贪污了两亿多,还有别人送的豪宅。虽然靠权利的腐败获取了这么多的财富,却总是把日子过得提心吊胆。别人送的豪宅不敢住,只能偶尔偷偷摸摸去看看,受贿的钱财一分钱都不敢花,也不敢存到银行里,只能把钱财都藏到自己的房子里。这种人的人心自然不能够静下来。

君子坦荡荡,小人长戚戚。经常用道德标准来约束自己,在日常生活中做到没有过错,才能够胸怀坦荡。平时多做善事,内心才会有一方安宁。道家讲求清净无为,并不是一种消极的避世,而是一种闲时出世静心,需要时入世的游刃有余。道家提倡多做善事,因为善事积累得多了,一个人的内心才可以恢复平静。原来中央电视台有一句广告语:"帮助他人,快乐你我。"在帮助他人的过程中,可以收获快乐,同时也可以收获一份内心的宁静。大家都坐过公交车，在遇到晚高峰的时候，公交车上已经没有座位了，这个时候却上来一位老人，站在你的身边。我下班时特别累，说实话在让座的时候真的会陷入几秒钟的思想斗争。如果我一直坐着座位不让座的话，内心就会特别不平静，甚至可能会有一种羞耻心，我会想到自己也就是累点，可是老年人毕竟双腿站多了会有问题，我又会想到如果我老了，没有人给我让座位该怎么办？可是，当我站起来的那一刻，老年人说声谢谢，一切顾虑全都烟消云散了。

道家提倡信众多做善事，让内心平静，才会有如此多的寿星，吕洞宾就是这么一个例子。

传说，吕洞宾出生于唐德宗贞元14年，20岁中进士，受钟离权的点拨，弃官解印，潜心修道。他完成了由金丹烧炼向内丹炼养的过渡，在华山羽谷石屋修炼40年，最终炼成了纯阳之体，天地之间来去自如，或隐或现，灵肉分离。他游走天下除恶扶善，行侠仗义。

后周时，一个山村小镇的村头飘起了一幡茶旗，上写："神仙茶只供圣贤用。"老板娘叫石姑，她的茶是采于惊蛰的五天之内，而且是在日出以前由16岁妙龄少女采摘，采下的芽要仔细挑选，再经蒸茶、榨茶、研茶，最后焙成茶饼，十年不腐，香味依旧。

一天茶坊外来了一个蓬头垢面的乞丐，站在门外观看，石姑把茶沫放入茶盏，用茶壶离碗约一尺高，先细流点后粗水冲，然后用茶棒顺时针搅拌，茶气蒸腾达到了万物冥化，天人合一，茶文化与饮茶者的情景交融与心里体验融为一体，真有羽化成仙的奇迹感受，难怪门外车马轿轩停了一里多长。

乞丐从早看到中午，又从中午看到晚上。摸摸口袋，分文没有。快收店关门时，石姑对乞丐说："明天我给你留个座，你肯定有显赫的过去，遭了什么难才落到这步田地。"乞丐第二天果然来了，一连饮了一个月，石姑也没有嫌弃他。这时乞丐摇头一变成了二十多岁的英俊小伙，说自己是吕洞宾，问石姑:"你想富贵长寿吗?"石姑说:"小女不想显贵,只要福寿就满足了。"后来,石姑活到了136岁,把卖茶得来的钱分给乡邻,还为吕洞宾塑了像。

安丰县有娼女叫曹三香,身患不治之症,贫困不堪,还救济比她更穷的人,吕洞宾化为寒士来求宿,三香见他没钱,免费让其住宿,吕洞宾给她三粒金丹,三天病就好了。三香为吕洞宾建了吕真人祠。

宋代文思院院长赵应道身患不治之症,料定自己死期已到,辞官之际对属下说:"我死而无怨,只是老母为人照料,早死使我成了不忠不孝之人。"说着凄然泪下。步出衙门时见一道人,传给赵应道秘方,不数日就健如青年。这道人自然是吕洞宾。

道家的范长生神龙见首不见尾,不是神仙却胜神仙,也是怀着这样的入世情怀,屡次出山解难,建立奇功。有人说他活了一百岁,也有人说他其实活了一百三十岁。他是天师道首领,也是"蜀中八仙"之一,后更被奉为"长生大帝"。相传青城山的长生宫便是为了纪念他而命名——他便是被尊称为"范贤"的范长生。

老子曰:"寡思虑以养神,寡性欲以养精,寡言语以养气。"其中妙语,一般人难解其中味。一个人勤劳耕作,足柴足米就可无忧无虑,早纳官粮,不惊不卑;忠孝仁义,不愧不疚,不服良药,饮清茶淡食也可益寿延年……李庆远,生于清康熙十六年,死于民国二十二年,享年256岁,几乎与整个清王朝相始终。一生中先后娶了二十四位妻室。有人说他深得房中术法。其实不然。一位外国记者在采访他时,他说:"上古的时候人活到一百多岁并不为寿,而且,长寿也不见衰老,今天的人则不然,五十多岁就老态龙钟了。是现在的大自然有厚薄之分吗?并非如此,是因为现代人不懂养生之道。古人法于阴阳,调于季节,饮食有节,起居有常,房事有术法,喜愁有度数……自己已是百岁之人了,还一点感觉没有……"然后当记者问到他的年龄的时候,记者简直不敢相信自己的耳朵。他说:"我生于康熙十六年,现在是民国十八年，我应该是 250 岁吧，"外国记者惊呆了，半天没有说出话来。旁边一位记者问："你就是中国道教的神仙吧？"李庆远说："我是个道教徒，虽没得到名师点拨，但勤学好问，古人长寿者大都能做到'慈、俭、和、静'。慈祥之气养其天和；俭于食能养胃，俭于欲能养其精，俭于言能养于气，俭于酒能洁于心，俭于思能除烦恼；和者致祥之道，君臣和国家兴，父子和家平安，兄弟和家业兴，夫妻和互为补，朋友和相维护；静者，身心不过劳，心善静可以养伤。善养生长寿者，虽有精良药液，不知四字者仍事倍功半。后来他的养生思想被整理后，编成了《成长不老诀》一书。

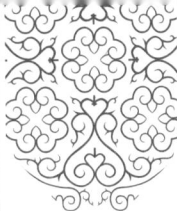

第六章

孔子『仁者寿』的心得与长寿秘诀

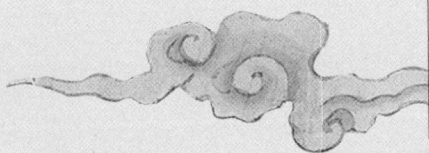

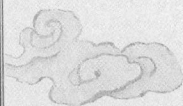

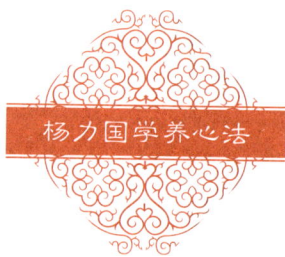

杨力国学养心法

一、"仁者寿"之秘

"仁"字，相信每一个中国人都不会陌生。儒家学派的创始人——孔子以之作为最高的道德标准，儒家文化在中华文明的长河中占据着重大的地位。

1. 何为仁——关于仁字的解释

在孔子提出系统的仁学思想之前的春秋时代就出现了许多关于仁的思想记载。《诗经》中的《叔于田》曰："岂无居人？不如叔也，洵美且仁。"《诗经》中的《卢令》曰："其人美且仁。"两处提到仁，且都和美字联系在一起，有"文质彬彬，然后君子"的意义。《尚书》有"予仁若考，能多才多艺，能事鬼神"，"予仁若考"就是"予仁而巧"，"巧"就是多才多艺，也就是《论语》中所说的："如有周公之才之美，使骄且吝，其余不足观也已"。《国语·晋语一》："爱亲之谓仁。""仁"体现在父子关系上就是爱亲就是孝。《国语·晋语二》中申生拒绝逃亡时，说："仁不怨君""逃死而怨君不仁"。仁体现在处理国与国关系上，就是保护小国，救助邻国。此外，仁还有其他含义。如《国语·晋语二》说"利国之谓仁"。

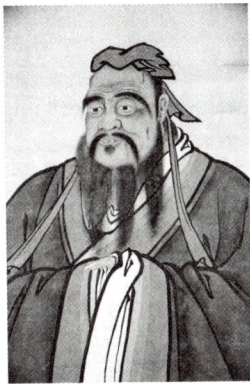

可见，"仁"包含的范围是相当广泛的，它包括了各种具体的宗法道德为主的行为规范，在当时已经涉及了与人之间的关系问题。孔子正是在此基础上进一步提出"仁"的伦理道德意义。

（1）互存、互助、互爱谓之"仁"

"仁"是儒家学说的核心，对中华文化和社会的发展产生了重大影响。"仁"

字始见于儒家经典《尚书·金縢》："予仁若考。""仁"指好的道德。孔子首先把"仁"作为儒家最高道德规范，提出以"仁"为核心的一套学说。仁的内容包含甚广，核心是爱人。"仁"字从人从二，也就是人们互存、互助、互爱的意思，故其基本含义是指对他人的尊重和友爱。儒家把"仁"的学说施之于政治，形成"仁政说"，这在中国政治思想发展史上产生了重要影响。

（2）阴阳相合谓之"仁"

"仁"字，在中华字典中的解释是一种道德范畴，指人与人相互友爱、帮助、同情等。《说文解字》中说："仁，亲也。""仁"是中国古代一种含义极广的道德观念。其核心指人与人相互亲爱。"仁"最早写作"｜二"，即一竖二横，一为阳，二为阴。会意。从人，从二。意思是两个人在一起，两个人愿意走在一起，表明相互之间都有亲近的要求，否则就不会走在一起。因此本义：两个人亲近友爱。《礼记·经解》中："上下相亲谓之仁。"说的也就是这个意思。另一种说法从人，从上。指社会中的上等人，并引申出精华的意思。《春初·元命苞》中记载："仁者，情志好生爱人，故立字二人为仁。"所以也有文字学家认为，"仁"就是两个人字，从这个字的形我们看到了这个意思。那为什么这样写这个字呢，古人的意思是什么呢？我认为这是对"我为人人，人人为我"的简写。这句话中两次使用二人组合，所以就是"仁"的意思了。

（3）人有情义谓之"仁"

在黄现璠著的《古书解读初探——黄现璠学术论文选》中说："最初只有人字，后以二人相爱，人旁加二为仁，故仁由人而来。仁固可作'仁义'解，也可作人解。我认为'克己复礼为仁'的仁字，宜作'人'解。以孔子之话作本论，《论语》中如'孝弟也者，其为仁之本欤''观过斯知仁矣''井有仁焉'，这些仁字，都应作"人"解。而一般学者以其字之为仁，多曲为之解，求其说，而不得要领。故上例我以'仁'字应作"人"解。否则，'井有仁焉'，作仁义之'仁'解，难以解通。又以其他著作为旁证，可知人、仁同义。例如《礼记表记》说，人也谓施以人以忠恩也。人与仁同义……《论语》所谓'人者仁也''仁者爱人'，即本此义。皆由于人、仁同出于一源，且关系密切。把仁字均解为'仁义'，难以自圆其说、令人信服。"

2. 仁者寿的渊源

《孔子家语·五仪解第七》中记载："哀公问于孔子曰：'智者寿乎？仁者寿乎？'孔子对曰：'然！人有三死，而非其命也，行己自取也。夫寝处不时，饮食不节，逸劳过度者，疾共杀之；居下位而上干其君，嗜欲无厌而求不止者，刑共杀之；以少犯众，以弱侮强，忿怒不类，动不量力者，兵共杀之。此三者，死非命也，人自取之。若夫智士仁人，将身有节，动静以义，喜怒以时，无害其性，虽得寿焉，不亦可乎？'"意思是说，哀公向孔夫子请教，问："夫子，是聪明有才智的人比较长寿？还是心地仁慈、厚道的人比较长寿？"孔子回答道："人的死因有三种，并不是他寿命到了，而是自己折损掉的。第一，起居没有定时，饮食没有节制，时常让身体过度疲劳或无限度地放逸。这些都是因自己不懂得爱惜身体，使身体受到损伤，这样，疾病就可以夺去他的性命。第二，居下位的人却无视君王，以下犯上；对于自己的嗜好欲望，不肯节制，贪求无厌。这样的人，刑罚也能夺去他的寿命。再者，人少却去冒犯人多的人；自己弱小，却还要去欺辱强大；愤怒时不懂得克制自己，意气用事；或者不自量力，不计后果地行动。这样，刀兵战事就可以让他夭折。像以上这三种情况：'病杀、刑杀、兵杀'，是死于非命，也是咎由自取的。而仁人智士，他们行动有节，合乎道义，喜怒适时，立身行事有操守，懂得培养自己高尚的情操，这样他们得享长寿，不也是合乎道理的吗？"

"仁者寿"，谓道德崇高、怀有仁爱之心、胸怀宽广的人容易长寿。出自《礼记·中庸》，孔子曾经说过："故大德必得其位，必得其禄，必得其名，必得其寿。""仁者寿"的观点是儒家养生思想最为集中而典型的体现。由于"仁"体现的是一个人的品德，所以"仁者寿"，又常常叫作"德者寿"。儒家特别注重个人道德修养在养生中的作用，主张突出个人养德的主动性，来达到道德自我完善的境界，并认为这是人们得以长寿的基本要素。

"仁者寿"最先提出者为孔子，《论语·雍也篇》云："知者乐水，仁者乐山。知者动，仁者静。知者乐，仁者寿。"对于"仁"，孔子有许多阐述，我们在前面已经详细地论述过了。但主要是对于"己"要树立良好的品行，对于"他人"要正确处理好人际关系。对于"己"，《论语·颜渊篇》云："克己复礼为仁。"指出善于克制自己，使言行举止合乎于礼，就是"仁"。"礼"是忠恕之道，主要讲品行。《论语·子路篇》云："居处恭，执事敬，与人忠，虽之夷狄，不可弃也。"要拥有忠恕之道，《论语·阳货篇》云："恭、宽、信、敏、惠。恭则不侮，宽则得众，信则人任焉，敏则有功，惠则足以使人。"对于"他人"，《论语·宪问篇》中有"修己以敬""修己以安人""修己以安百姓"等。归纳起来，对于"他人"，一是家庭人际关系，二是社会人际关系，三是全民人际关系。

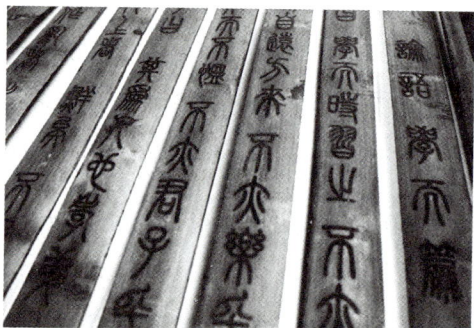

3. 仁政国长久

孟子在孔子"仁说"的基础上，提出著名的"仁政说"，要求把"仁"的学说落实到具体的政治治理中，实行王道，反对霸道政治，使政治清平、人民安居乐业。孟子提出一些切于实际的主张，重点在改善民生，加强教化。其首要之点是"制民之产"，要求实行"五亩之宅，树之以桑，五十者可以衣帛矣；鸡豚狗彘之畜，无失其时，七十者可以食肉矣；百亩之田，勿夺其时，八口之家可以无饥矣；谨庠序之教，申之以孝悌之义，颁白者不负戴于道路矣。老者衣帛食肉，黎民不饥不寒，然而不王者，未之有也。"把"仁政说"

与王道政治联系起来，认为人皆有仁爱之同情心，即不忍人之心，主张"以不忍人之心，行不忍人之政，治天下可运之掌上。"行仁政，天下可得到治理；不行仁政，则天下难以治理。孟子认为，即使是百里小国，只要行仁政，天下百姓也会归之而王。他对梁惠王说："地方百里而可以王。王如施仁政于民，省刑罚，薄税敛，深耕易耨。壮者以暇日修其孝悌忠信，入以事其父兄，出以事其长上，可使制梃以挞秦楚之坚甲利兵矣。"行仁政须落实到"省刑罚，薄税敛"，发展农业生产等要事上来，只有这样，才能巩固国家经济政治生活的基础，在此基础上，修德行教，使仁爱之心推而广之，即使是坚甲利兵也能战而胜之。强调以仁政统一天下，进而治理天下，提倡以德服人的"王道"政治，反对以力服人的"霸道"政治，批评暴力，反对战争。这是儒家仁政理论的基本出发点。

与仁政学说及重视人权，满足人的基本物质生活需求的理论相联系，从政治治理的实践和人的生存发展的实际需要出发，儒家重视民生，主张满足人们求生存的基本物质欲求，并倡导富民思想，强调先富后教，使民从善，然后政权得以稳固。孟子说："无恒产而有恒心者，惟士为能。若民，则无恒产，因无恒心。苟无恒心。放辟邪侈，无不为已。乃陷于罪，然后从而刑之，是罔民也。焉有仁人在位，罔民而可为也？是故明君制民之产，必使仰足以事父母，俯足以畜妻子，乐岁终身饱，凶年免于死亡。然后驱而之善，故民之从之也轻。"儒家认为，民生是治国之本，民以食为天，衣食足，有恒产才有恒心，满足了百姓的衣食需求，国家才能稳固而得到治理。儒家经典《周礼》提出"保息养民"的六项措施，即"一曰慈幼，二曰养老，三曰振穷，四曰恤贫，五曰宽疾，六曰安富。"富而安之，体现了儒家早期的富民思想。

就像秦王朝，在建立了中国第一个中央集权国家之后，执行法家的思想，却对儒家思想置之不理。不懂得推行仁政，苛捐杂税使人民苦不堪言，且沉重的劳役导致人民大量死亡。修建长城、秦始皇陵、阿房宫等耗费大量的人力、物力、财力。法律非常严苛，一旦有人犯了小的过错，就要剁脚、割耳朵等。秦国为了统一六国，连年征战，造成了大量的人员伤亡、国库亏空。新建立的秦朝却不懂得实行仁政，关爱人民，自然会造成大批的人民反抗。一个国家如果不仁的话，这个国将不会长久。一个人如果不仁，那么他的寿命也不会太长。

4."仁者寿"的原因

关于"仁者寿"的原因，儒家有"天佑说""情志说"等看法，后者的看法在今天来看较为科学。现代心身医学理论认为，人是大脑皮层统率的完善生物体，人体的大脑能够产生情感、思想，同时支配着全身的器官。因此，心理因素对人的健康有着极其重要的作用。"仁者寿"道德感是人的一种社会性高级情感。自我道德感的满足，缓解了这方面的情感矛盾，减少了心理冲突，并通过大脑皮层，又给生理机制带来良性影响，从而有益于人的健康。明代吕坤《呻吟语》说："仁者寿，生理完也。"即"仁者"在形、神等方面都完全具备了有利于生命延续的全部积极因素。

（1）为何大德必得其寿

人的寿命，一直是人类充满兴趣、苦苦思索的问题。现代科学认为，人的正常寿命是一百二十岁，《黄帝内经》上提出："上寿百二十，中寿百岁，下寿八十。"然而，现实生活中却是"人到七十古来稀"，这和人们的生活观念、生活方式密切相关。许多疾病是由于不知爱惜身体，不懂节省体力导致的。据统计，大约有70%～80%的人死于生活方式病。所以，孔夫子谈到：起居不定时，饮食没有节制，时常让身体过度疲劳或者无限度地放逸，这些都会使身体损伤，导致疾病产生，最后疾病会夺去他的性命。西医学已经证实，人在发脾气的时候血压会陡然升高，心跳加速，身体的代谢功能会出现短时间的亢进。所以一个人经常发脾气，会让心脏病、脑血管疾病的发生率大幅提高。我们会在生活中听说，有的人被气死，就是这个原因。《韩非子·解老》中说:"仁者,谓其中心欣然爱人也。"道德高尚的人不经常发脾气,与周围的人关系和谐,生活在融洽的社会环境中,情志愉悦,自然而然地就容易长寿。

《中庸》一书中指出:"大德必得其寿。"大公无私,乐于助人,受到人们的敬重,就能永远保持最佳的精神状态,因而有益于抗老防衰,延年益寿。大凡过分追逐私欲的人寿命一般不长。

（2）坏人为什么不长寿

巴西有一位医生明叫阿尼塞托,他进行了长达10年的调查研究,发现那些玩世不恭而卷入腐败行为的人,容易得癌症、心肌梗死、过敏症、脑溢血和其他心血管疾病。

他对583名被控有各种贪污受贿罪的官员和583名廉洁官员做了比较:不廉洁的官员中有60%的人生病和死亡,其中,116名死亡者中,癌症占60%,心脏病占23%,其他病占17%;得病的232人中,癌症占53%,心脏病占15%,其他病占32%;而廉洁官员中生病或死亡者仅占16%。玩世不恭而卷入腐败行为的人心理状态不佳,有一颗不健康的"心",他们做了亏心事,终日惶惶不安,他们的精神长期处于不正常状态,因而引起体内代谢紊乱,机体功能失调,诱发各种疾病。一心一意做公益慈善事业的人,大公无私,心地坦然,乐于奉献,情绪乐观,永思进取,受人尊重,可以保持最佳的精神状态,很自然地延年益寿。

（3）仁者爱人,所以长寿

儒家创始人孔子关于养生的说法很多,但集中到一点,就是要养心,而养心又需从日常做起,也就是平时要养德。孔子在《论语·雍也》中提出"仁者寿"。这"仁者"是什么意思呢?孔子解释说:"仁者,爱人。"这就是说待人要宽厚大度,要有高尚的道德修养。"大德必得其寿",孔子在《中庸》中对此说得更加明确。

我们的周围经常会看到因大德而得其寿的老人。他们尽管满头银丝，但依然面色红润，精神矍铄。这就是因为他们德高望重，安心处世，光明磊落，性格豁达，内心宁静。"心底无私天地宽"，因为"无私"，所以终日心平气和；因为宽厚待人，所以没有嫉贤妒能忧虑，心里始终是泰然自若的。一个人如果一直处于心平气和、泰然自若的状态，就可以使"主"明心正，这就是养心的关键。

历史上不仁不德的暴君，一般都活不长，常有"名医多高寿，皇帝皆短命"之说。大德之人胸怀宽广、高风亮节、不贪不淫，具有崇高的追求和高尚志趣，爱亲友，爱同志，爱人民，宽以待人，在任何情况下都自信自爱，不忘众生，这是长寿的一个重要因素。

随着社会与时代的发展，"仁"也在不断被赋予新的内涵。"仁"的意义，已经从传统的理论"夫仁者，己欲立而立人，己欲达而达人"逐步地升华为高于儒家思想的社会主义过程中的"为人民服务""为促进时代发展而修身立本"的新时代高度。这种高度不再是"己欲立而立人，己欲达而达人"的境界。真正的"仁者"，看事客观，心态正面，为人忠厚，方向正确，思想积极，为树立真正可以引领"大时代发展潮流"的大时代楷模、大时代精神、大时代文化、大时代格局而奋斗不已的"大时代践行理念"，正向地引导一切，以期诸多的事物愈加正向、阳光、明晰、和善、积极地成长与发展为本质方向。在今天这个时代，创造和谐社会就是"仁"，每个人做出自己的贡献，整个社会的发展就会更加欣欣向荣，全社会人民的健康水平就能够大大提高。

二、"仁者寿"的故事与生命启示

"仁者寿"，谓道德崇高者怀有仁爱之心，胸怀宽广的人容易长寿。儒家学说在漫长的中华文明中占有重要的地位，作为儒家学说的"仁"影响着一代又一代中国人。所以，在中国的历史上以"仁"来指导自己的生活而获得长寿的人数不胜数。

1. 儒家学派的创始人——孔子

孔子是中国著名的大思想家、大教育家。孔子是儒家学派创始人。孔子将自己一生的学术思想归结为"仁",强调提升一个人的道德水平的重要性,用"仁、义、礼、智、信"来作为评判君子的标准。儒家把"仁"的学说施之于政治,形成"仁政说",这在中国政治思想发展史上产生了重要影响。

可是孔子的一生却充满了艰难与坎坷。孔子的父亲在孔子3岁时就去世了,从此家道衰落。"少贫贱",及长做过"委吏"(司会计)和"乘田"(管畜牧),中年以后开始聚众讲学,从事教育。53岁前后曾在鲁国担任过中都宰、司寇(主管刑法的官员),54岁辞官,带领部分弟子周游列国十四年。他一路上充满了艰辛。齐国大夫嫉妒孔子的才华,想要加害他。孔子向齐国国君求救,却没能得到保护,幸得逃跑及时,捡回了一条命。孔子路过匡城(今河南睢县)时,因误会被人围困了5日,逃离匡城,到了蒲地,又碰上卫国贵族公叔氏发动叛乱,再次被围。59岁的孔子离开卫国经曹国、宋国、郑国至陈国,陈国却派服劳役的人将孔子师徒围困在半道,前不靠村,后不靠店,所带粮食吃完,绝粮七日,最后还是子贡找到楚人,楚国派兵迎孔子,孔子师徒才免于一死。孔子被救出后自嘲自己像一条丧家之犬一样颓废。他到处宣传自己的政治主张,但各国君主都未予采纳,他和弟子们吃尽了闭门羹。经过14年的奔波,到68岁时才返回鲁国。此后他专心从事教育及著述,删诗书、定礼乐,修《春秋》。根据历史考证,孔子生于公元前551年9月28日,卒于公元前479年4月11日,享年73岁。在生产力极度低下和医疗条件极其简陋的古代,人的平均寿命只有30岁。俗语有云:"人到七十古来稀。"孔子生活在那个年代,遭遇了如此贫苦的环境,还能享如此高寿,确实是"仁者寿"的典范了。

儒家的宗师孔子,在养生中强调修养、道德与寿夭的关系。《礼记·中庸》云："大德必得其寿。"将养生与积极的入世精神结合起来。《易·乾象》言："天行健，君子以自强不息。"此言提示人应不断进取而延命长久，运动亦在其中。儒家以射、乐、琴、舞为怡情、养情、养性、强体之法，并遵圣人之训，戒色、斗、贪，事事以养生为重。不论身处什么样的境地，都不应忘记"仁"，做每件事情，都以"仁"为准绳。只有做到了这样，人的内心才可以坦荡、自然，才可以获得长寿。

2. 儒家学派继承和发扬者——孟子

孔子逝世后一百多年，与孔子邻乡的孟轲，即经孟母三迁教育出来的孟子，继承和发扬了孔子的儒家学说，宣传"性本善"的人性论，说过"恻隐之心，人皆有之""恻隐之心，仁之端也"等名言，还提出了"老吾老以及人之老"等尊老养老观。后世儒学将孔子、孟子的有关思想推广形成"孔孟之道"。据史学家考证孟子生于前372年，卒于前289年他活到了84岁，在寿数上超过了孔子。

公元前329年前后，宋公子偃自立为君的时候，孟子到了宋国。他在宋国期间，滕文公还是世子，他去楚国经过宋国时见到孟子。"孟子道性善，言必称尧舜。"他从楚国回来又在宋国见到孟子。孟子说："世子疑吾言乎？夫道一而已矣。"意思是说，只要好好地学习"先王"，就可以把滕国治理好。不久，孟子接受了宋君馈赠的七十镒金，离开宋国，回到邹国。《梁惠王下》记载说，邹国同鲁国发生了冲突。邹穆公问孟子："吾有司死者三十三人，而民莫之死也。诛之，则不可胜诛；不诛，则疾视其长上之死而不救。如之何则可也？"孟子回答说："凶年饥岁，君之民老弱转乎沟壑，壮者散而之四方者，几千人矣；而君之仓廪实，府库充，有司莫以告，是上慢而残下也。"他说，这就像曾子说的那样：你怎样对待人家，人家就将怎样回报你。现在，您的百姓可得到报复的机会了，您不要责备他们吧！孟子认为"君行仁政，斯民亲其上，死其长矣。"

孟子一生之中的学术思想主要体现在他的著作《孟子》之中，可以概括为以下几点。第一，亲民。孟子主张统治者要"与百姓同之""与民同乐"。第二，用贤良。"为天下得人者谓之仁。"（《孟子·滕文公上》）"尊贤使能，俊杰在位。"（《孟子·公孙丑上》）"贤者在位，能者在职；明其政刑。"第三，尊人权。孟子公开宣扬"民为贵""君为轻"的口号，提倡在一定的范围调和统治者和劳动人民的关系。第四，同情心。要求统治者拿"老吾老以及人之老，幼吾幼以及人之幼"推恩办法来治民。他认为这样做便能得到人民的欢迎和拥护，从而达到"无敌于天下"。第五，杀无道之者，也是"仁"，而且是最大的"仁"。孟子要求对一切残民以逞的暴君污吏进行严正的谴责，力图把现实的社会发展到"保民而王"的政治轨道上来。

孟子曾提出：不动心—寡欲—收心，最后达到"养浩然正气"。色彩缤纷的世界充满了各种诱惑，金钱、官位等都可能使人心动神驰、孜孜以求。孟子所说的"不动心"，即指排除外界的各种干扰，不受外界事件的引诱，做到既"不以一得为喜"，也"不以一失为忧"，这样就可以保持自身的品德，恪守自己的底线，养一身浩然正气，容易长寿。孔孟学说对后世有深远的影响。后来苏东坡也说过"恻隐之心足以为仁"的话。"仁人多寿"早已成为中华民族一大养生观点。

3. 延陵世泽，让国家风

2500多年以前"延陵世泽，让国家风"典故中的人物季札，出生早于孔子20多年，是吴王寿梦最小的儿子，公元前547年封邑在延陵，后被吴王选定接替王位，季札却不为所动。吴王死后，季札三让王位，后来侄辈们却为了争夺王位"鱼腹藏剑"。司马迁赞曰："延陵季札之仁心慕义无穷，见微而知清浊，呜呼，又何其宏览博物君子也。"他既贤又多才，对春秋战乱的形势多有预见。怎样来评价他呢？政治上似乎没有多少作为，做人却是非常成功的。天生温良恭俭让的品性，不想坐王位也就在情理之中了。他的智慧大概用到了养生上，在乱世中全身而退，一度还从事农耕劳作，他活到了92岁高龄，在当时那个年代真算得上是上寿了。季札一生不屑于功名利禄，怀揣一颗仁爱之心，仁者爱人，对杀戮更是嗤之以鼻，自然安宁。怀一颗仁爱之心，才能够获得长寿。

4.董仲舒的天下仁心

西汉董仲舒为儒家学派代表人物。他青年时期发愤苦读，学识渊博，上知天文、下晓地理。他将儒家学说进行了进一步的发展，充分阐释了天人合一的学术思想，人人都应当忠君爱国，这才是最大的仁义。他的著作《春秋繁露》曰："利以养其体，义以养其心。""循天之道，以养其身。"董氏用物质的东西（利）来充养形体；以精神的东西（义）涵养心灵；及顺应自然界寒暑变化的理论，对后世养生者启发颇深。

董仲舒被武帝派到江都易王刘非那里当国相。刘非是武帝的哥哥，此人粗暴、蛮横，一介武夫，但因为董仲舒当时声望很高，是举国知名的大儒，所以对董仲舒非常尊重。而且刘非把董仲舒比作辅助齐桓公称霸诸侯的管仲，也就是希望董仲舒要像管仲辅助齐桓公一样来辅助自己，以篡夺中央政权。但董仲舒是主张"春秋大一统"的，因此，对于刘非的发问，他借古喻今进行了规劝，指出：仁人，做任何事情都是为了匡扶正义而不是为了个人的利益，明确了解自己的道义准则而不贪图功劳。所以孔子的弟子即便是小孩也羞于提到五霸，因为五霸是先行欺诈后行仁义。只是耍手段而已，所以不足以被真正有道义的人提及。他暗示刘非不要称霸。董仲舒为江都易王相六年，搞了不少祈雨止涝之类的活动。作为一个怀有仁爱之心的人，穷则独善其身，达则兼济天下。常怀一颗仁心，才可以获得健康长寿。根据历史考证，董仲舒生于公元前179年，卒于公元前104年，在当时的年代也算是长寿的了。

随着社会文明程度的不断提高，现代人更加重视健康，但是很少有人注意自身的"道德健康"问题。道德良好是有益于人体健康的重要因素，人的道德品质低劣有损健康。宋代学者苏东坡说："因病得闲殊不恶，安心是药更无方。"这就是说病后康复并无灵丹妙药，唯一的妙方是安心，只有保持良好的道德情操，才可以让自己心安理得；只有拥有良好的心理状态，才能够获得长寿。

5. 世界卫生组织为什么提出"道德健康"

最近从世界卫生组织（WHO）传出关于"道德健康"的人类健康新概念。该概念认为，只有道德健康的人，才能身心健康、延年益寿。贺长乐说，世界卫生组织提出的健康标准中有专项"道德健康"，这是人类对健康观念认识的一大进步。分析世界各地百岁以上的老人，他们居住地点不同、气候不同、饮食起居习惯也各不同，共同的一点是能善待他人、善待自己，人际关系好。孔子讲："仁者寿""大德必得其寿"。美国哈佛大学曾做过有趣的实验：让学生们看一部反映妇女帮助病人、穷人的影片，看后立即收集学生的唾液进行分析，发现A种免疫球蛋白有所增加，抗呼吸道感染的免疫力提高。现代生理学研究证实，当人在充满信心和乐观时，大脑产生的大量内啡肽，使人轻松愉快，且促进血液循环、增进食欲、降低疲劳；内分泌系统活跃，分泌有益健康的酶、激素和神经递质等，使人达到最佳状态，促进健康。

对于患事业病、职业病、嫉妒病、红眼病的人，更需要学点养心修性的本领，这样不仅有利于事业，也有利于身心健康和祛病延年。心理学家研究表明，道德品质低劣的人名利熏心，遇事斤斤计较，总想算计别人，又怕别人报复，终日不得安宁，处在一种紧张、愤怒和沮丧的情绪之中。这种不良情绪使机体内各系统功能失调、免疫力下降，容易患各种疾病。例如，嫉妒心理易导致神经、消化、内分泌系统紊乱和失调，产生失眠、心悸、心痛、头晕、食欲减退、疲乏无力等症状；愤世自私、暴怒会使内分泌物中氧基皮酮质上升，导致高血压、心脏病；长期心理矛盾、焦虑不安，易患肿瘤和癌症等。

一个人是否健康，一般有两种含义，一为心理健康，一为生理健康。心理健康涉及人的精神方面，指一个人的心理状态、思维方法、行为规范等是否正常；生理健康涉及人的体能方面，指人体的各种器官是否有疾患，是否具有一定的抗病能力。一般认为，只有"心理健康＋生理健康"，才算得上是真正的身心健康。那么，一个人如何保持心理健康呢？新概念认为，道德健康，至关重要！道德健康的主要标准在于具有辨别真与伪、善与恶、美与丑、荣与辱等的是非观念，能按照社会行为的文明规范准则来约束、支配自己的思想行为。这大概就是健康新概念的含义所在了。

我们可以在实际生活中理解这个新概念。一个人如果只顾自己、不顾别人，甚至常常以损害他人的利益来满足自己的私欲需求，显然这是一种道德低下的人。这种人不可能正确处理好公私关系、人际关系、邻里关系乃至家庭关系等。譬如说，在居民住宅区，在深夜、清晨或午休时间里，你长时间高分贝地卡拉OK，或燃放烟花爆竹，干扰别人休息；或者，有的为官者置党纪国法和群众的疾苦于不顾，凭借手中的权力，吃喝嫖赌，挥霍公款，如此等等。这些人在其行为遭到谴责时难免出现紧张、恐惧、负疚等不安的心理状态，这种精神上的压力又必然引起中枢神经、内分泌系统功能失调，干扰其免疫系统的防御能力。结果这些人往往在恶劣的心境重压和各种生理疾病的折磨下或早衰，或染病丧生。

由此可见，一个人的"道德健康"十分重要，它是我们心理健康的基础和保证。一个人心理健康了，才能保持心理平衡，思维正常，是非分明，感情丰富，才能创造出良好的人际关系和融洽的生活环境。这充分说明，一个注重道德修养和道德健康的人，才能做到身心健康、延年益寿。

6. 北大哲学系为什么会被称为"长寿系"

近日，北大哲学系楼宇烈教授在《文明之旅》节目中谈到，自己虽然年近 80 岁，但在北大哲学系不敢称老人，因为北大哲学系被公认为"长寿系"，这就是著名的北大现象。楼宇烈谈到，生理养生节欲，心理养生养情，哲学养生明理。而人生明理至关重要，中国哲学能够养生，儒家进德、道家保真、释家净心，也许这正是哲学家长寿的原因。北大哲学系教授李中华介绍，北大哲学系包括在世的教授，90 岁以上的有十余人，冯友兰、梁漱溟、张岱年等都是 90 多岁的高寿哲人，85 岁以上的人更比比皆是，超过 20 人，占有成就的北大哲学系教授近半数。"所谓'仁者寿'，研究哲学的人明白事理，不斤斤计较，达观所以长寿。"

在很多场合，北大哲学系主任王博教授都谈到，北大哲学系是"长寿俱乐部"，一大骄傲就是哲人的长寿，事实也正是如此。他说："我经常说的一句话，哲学有时候不能够让你一见钟情，但是它可以让你受益终生。举个例子，也算开一个玩笑，哲学系在北大，甚至在很多方面都很出名，其中一个方面就是哲学系很多老师都很长寿。""周辅成先生非常平和宽容，对我们这些后辈的年轻人都非常扶持，鼓励后进，待人接物都是很宽厚的长者风度。"李中华说："我想长寿的秘诀就是儒家所讲的'以德养寿''仰不愧于天，俯不怍于人'……儒家的养生突出'德'，不做亏心事。"

王博说，哲学系教授长寿是毫无疑问的事实，哲学家长寿可能跟哲学系学科本身的特点有关系，因为哲学是对世界、对生命的一种理解，这种理解很容易让人有一个比较开阔的心灵。张岱年先生活到 95 岁，经历那么多的挫折，一直很达观。身体健康，一个是先天的遗传，另一个是后天，其中很重要的一点是心态，包括如何去面对世界、面对挫折，以及如何看待成功等，都会对生命产生很重要的影响。张岱年先生长寿的原因，说起来是 6 个字"坦荡荡，看得开"。"一个人如果坦荡荡的话，他就会胸中磊落，这样的话他就没有太多的愧疚，他的心态就会变得和乐，看得开。一个人如果能看得开的话，他的胸中就没有垒块，我们经常讲郁闷，郁闷就是胸中垒块。"

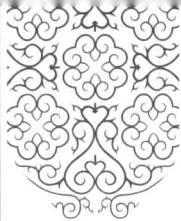

第七章

老子『上善若水』的功德与长寿秘诀

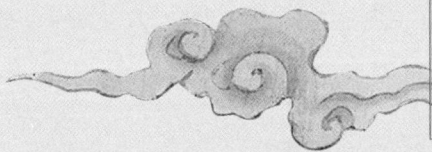

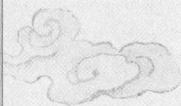

杨力国学养心法

一、"善者寿"之秘

"善"字，从羊从誩，羊于中，而双言于下，其本义作"吉"解。

1.善的意义

古以"羊""言"合而为善，观其意深而感人。按羊草食、性温，于兽类中极为可贵者，在其懂孝道之理；自幼每受母乳，必屈膝跪地吸吮，故谓羊有跪乳之义。又羊温驯可人，我们身上穿的羊毛都是从羊的身上剃下来的。羊在受剪身毛时，毫无抗拒，任人采剪；受挤羊乳时亦无抵抗之意，完全配合；至其殁，全身无一不为人类奉献，此温厚之性灵，可谓纯善至矣！故人怎不视之为吉祥、美丽的动物呢？按羊之本义为美之省，因羊之本性温驯和善，素被视为吉祥动物，故含吉祥美善之意；又二言乃竞言也，相互道祥和之语为善，故善作"吉"义解。

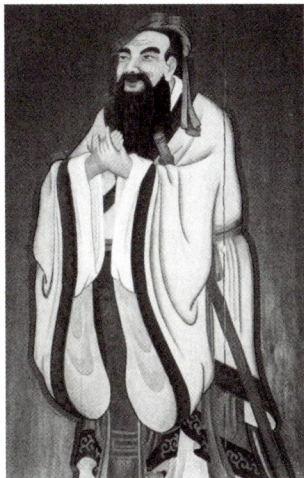

也有人更通俗地解释说，善字，上下两羊头、中间一长丰、下面一张口。羊头表示羊角、刀枪、武功、武力、柔顺，象征首领、权力和地位，五行属金。首领行使权力一定要如羊之温顺才符合宇宙规律，否则，施暴政者必暴毙。上下两个羊头，指羊头所代表的规律首尾相连、周而复始、循环往复、无穷无尽。丰：三横一竖，一竖贯三横。在善字中，三横指天、地、人，即宇宙；一竖指一种贯穿天、地、人的，使天、地、人等万事万物都遵循同一的、根本的规律。口一指说、念、讲，也可以理解成评价，舆论，媒体；二指圆、圆周运动、周而复始、永不停息。

善字，左右对称，代表着公平、公正；不管是行使权力者，还是商人、医务工作者、教师，都应该公平、公正。所以，善字的根本意为：苍穹以其为首，天、地、人共同遵守，万事万物常念不息，威武又温柔是宇宙的根本规律。

2. 上善若水

老子的《道德经》第八章中说：上善若水。水善利万物而不争，处众人之所恶，故几于道。居善地，心善渊，与善仁，言善信，正善治，事善能，动善时。夫唯不争，故无尤。上善是指有上乘的德行的人。在老子所开创的道家学派中，他的无为思想就是道，道是老子最高的哲学思想，而老子提出的上善若水，就是用水来阐释他的哲学内涵。

"上善若水"是一个成语，上善——最完美，指的是最高境界的善行，就像水的品性一样，泽被万物而不争名利。处于众人所不注意的地方或者细微的地方，所以是最接近道的。水，无色无味，在方而法方，在圆而法圆，无所滞，它以百态存于自然界，于自然无所违也。语出《老子》："上善若水，水善利万物而不争，处众人之所恶，故几于道。"在道家学说里，水为至善至柔；水性绵绵密密，微则无声，巨则汹涌；与人无争却又容纳万物。水有滋养万物的德行，它使万物得到它的利益，而不与万物发生矛盾、冲突，人生之道，莫过于此。

3. "上善若水"是人生大道

水善于滋润万物却不与万物相争，心甘情愿地处于众人都不喜欢的低洼之处，所以最接近于"道"。这话说得浅显明白，但却令人越品越觉得意味深长。水是大地之母、生命之源。它滋养万物，养育生灵。我们生活的土地上，因为有了水，才有了草木繁盛，才有了禽飞兽走，才有了从猿到人的生命进化。水让这块土地富饶美丽、生机盎然。水之功莫大焉。然而，水是那样柔弱、谦逊、低调。人往高处走，可水偏偏要往低处流，把无限风光让他人享有。水的品格，水的境界，从古至今，少有人及。当吟诵"会当凌绝顶，一览众山小""欲穷千里目，更上一层楼"之时，我们似乎还需要冷静反思一下"上善若水"的真谛。天下熙熙，皆为利来；天下攘攘，皆为利往。在强大的诱惑面前，又有几人能够像水一样甘处下游，低调谦让。扪心自问，难啊！

可是，睿智的老子，目光却有着奇特的穿透力。柔弱只是外表，本质却是生命的强大。大家对"水滴石穿"这个成语都不会陌生，世界上最柔的东西莫过于水，然而它却能穿透最为坚硬的东西，这就是"柔德"所在。所以说弱能胜强，柔可克刚。老子一语道破天机："守柔曰强""强大处下，柔弱处上"。柔弱其实就是强大，"柔弱胜刚强"！能体会到这一点就掌握了世间最大的法宝，武术上的太极拳学会了揉，才能有四两拨千斤的效果。这惊世骇俗的结论，让几千年的后人目瞪口呆。连西方先哲康德、黑格尔、马克思，都不得不叹服，并从中汲取着辩证法的营养。

老子说："上善若水，水善利万物而不争，此乃谦下之德也；故江海所以能为百谷王者，以其善下之，则能为百谷王。天下莫柔弱于水，而攻坚强者莫之能胜，此乃柔德；故柔之胜刚，弱之胜强坚。因其无有，故能入于无之间，由此可知不言之教、无为之益也。"他认为上善的人，就应该像水一样。水造福万物，滋养万物，却不与万物争高下，这才是最为谦虚的美德。江海之所以能够成为一切河流的归宿，是因为他善于处在下游的位置，所以成为百谷王。

4. 最好的德行就像水

水善于滋养万物而不争功德，能够在众人都厌恶的环境中安居乐业，所以就接近于道的境界。安守着无人来争、与人无争的善地；心境如深渊一般清明宁静；行为因内心的祥和而对众生充满慈爱；言语因清静无为、不求名利而自然信义卓著；政治上也会因为无私无欲，不刻意追求有为之功而能因循自然地治理；在去除一切私心杂欲，求名取利、好大喜功之心后，才能真正把所有的心力专注于办事，从而无所不通；行事也会看清真正应该发动的时机，而善于把握时机。正由于不刻意地去争权夺利、争功钓名，所以既没有来自内心的忧虑、忧郁，也没有来自外界的忧患、忧难。

5. 孔子问道

传说中，孔子曾经向老子问道。老子用手指着浩浩黄河，对孔丘说：汝何不学水之大德欤？孔丘曰：水有何德？老子说：上善若水：水善利万物而不争，处众人之所恶，此乃谦下之德也；故江海所以能为百谷王者，以其善下之，则能为百谷王。天下莫柔于水，而攻坚强者莫之能胜，此乃柔德也；故柔之胜刚，弱之胜强坚。因其无有，故能入于无之间，由此可知不言之教、无为之益也。孔子听到这一番论述之后，恍然大悟道：先生此言，使我顿开茅塞也：众人处上，水独处下；众人处易，水独处险；众人处洁，水独处秽。所处尽人之所恶，夫谁与之争乎？此所以为上善也。

老子听到后很满意，然后点头说：汝可教也！汝可切记：与世无争，则天下无人能与之争，此乃效法水德也。水几于道：道无所不在，水无所不利，避高趋下，未尝有所逆，善处地也；空处湛静，深不可测，善为渊也；损而不竭，上善若水施不求报，善为仁也；圜必旋，方必折，塞必止，决必流，善守信也；洗涤群秽，平准高下，善治物也；以载则浮，以鉴则清，以攻则坚强莫能敌，善用能也；不舍昼夜，盈科后进，善待时也。故圣者随时而行，贤者应事而变；智者无为而治，达者顺天而生。汝此去后，应去骄气于言表，除志欲于容貌。否则，人未至而声已闻，体未至而风已动，张张扬扬，如虎行于大街，谁敢用你？孔丘道：先生之言，出自肺腑而入弟子之心脾，弟子受益匪浅，终生难忘。弟子将遵奉不怠，以谢先生之恩。说完，告别老子，与南宫敬叔上车，依依不舍地向鲁国驶去。

6. 善有善报，恶有恶报

有句话这样说："善有善报，恶有恶报，不是不报，时候一到，一切都报。"做善事可以得到好的报答，能够让自己的生活幸福美满。在现实生活中"干坏事遭恶报"的具体事例不胜枚举。为非作歹与必遭恶报二者之间存在因果关系吗？这个问题的答案已从医学心理学的研究中，得到了理论上的验证。

心理学的实证研究与实验研究发现，当一个人产生非分的欲望，"做亏心事"的意念在心中萌发时，一般者，心理上常常会表现自相矛盾；偏重者，常处于耗神费心、坐卧不宁之中；严重者，在亏心事得逞时，精神上虽然处于极度兴奋状态，但随后便处于忧虑、惶恐之中。无论是谁，当个体的亏心行为败露，受到周围人群、社会舆论的谴责，法律的审判时，个体的心绪会纷乱如麻，个体的精神会处于极度的沮丧、自卑和紧张之中。对"有愧于心"者而言，即便是所做亏心事尚未败露，但面对社会的公共道德与诚信压力，在人前人后，也时常会不由自主地感到心神不安、自虑、自责或诚惶诚恐的精神体验，害怕终有一日落入法网。

7. 做"亏心事"为何会伤身体

医学心理学证实，当一个人做了亏心事之后，长期地过于关注或于心不安，便会使自己陷入各种不良的情绪之中，不但摧毁了一个正常人的精神面貌，而且还会造成神经系统失调、内分泌功能紊乱，导致人体功能失常、免疫力下降，会遭到大自然养生法则的惩罚。那些贪污受贿、偷盗抢劫、招摇撞骗、造假坑害人命以及损人利己、贪得无厌、无恶不作的人，不是锒铛入狱，便是百病丛生，甚至猝死，这不是恶报的必然吗？

但是有的人就会搬出来一句俗语——"好人不长寿"来反驳。在我们的生活中也确实有不少被大家公认的"好人"，突然因某种恶疾或急症"绝尘而去"。这就使人们产生一个错觉，似乎好人真的不长寿。实际上，这些不能够长寿的"好人"之所以"早逝"，绝大多数是由遗传因素、所处环境和不可预测的突发因素所致。就整体而言，长寿的还是"好人"多，因为从古到今的长寿老人，几乎都是被周围人公认的"好人""善人"。

8. 为什么"好人一生平安"

俗话说：好人一生平安。常存善意，多行善事，无愧于心，精神愉悦，常免于病患，起到祛病延年的效果，这便是善恶报应的因果作用。美国匹兹堡大学的医学专家发现，对周围人怀有恶念的女性往往比善良友好的同龄女性短命。这个由希拉里·廷德尔博士领导的研究小组对 10 万名女性进行了多年的跟踪调查。开展这项工作的的想法源于荷兰科学家此前的研究，他们发现，乐观男子比性格刻薄、悲观的男性活得更久。

研究人员对这些人进行了复杂的心理问卷，以便了解其生活观念和对人的态度。结果表明，负面情绪、小人之心和恶念会引发高血压和高胆固醇。8年的跟踪调查显示，乐观者心脏病的发病风险要比悲观者低 9%，而因各种原因死亡的几率也比后者小 14%。此外，较之心思不善者，快乐的人把更多时间用在健身上。廷德尔博士表示："这种现象的原因之一是，乐观向上、常常微笑的女性更容易挺过不幸。也许她们在生病时更小心地对待自己。但显而易见的是，长期的负面心理会严重损害健康。"英国心脏基金会主任对该研究评价道："人在发怒时，身体会产生一些导致心脏病发展的物质。"其实我们早已知晓，愤怒、凶恶、暴躁等情绪与睾丸激素的分泌有关。如果这种分泌物的水平总是偏高，那么激素平衡就会被破坏，这对心脏、血管及其他许多器官都是有害无益的。摆脱睾丸激素过剩可采用以下方法。当对周围人涌起恶意时，赶快到体育馆运动，如果没有条件也可以直接绕办公桌跑几圈。

如果一个人能够随时保持一颗善良的内心，就能消除人际间和社会的恶意、恶念，与人为善，宽以待人，乐观向上，廉洁奉公，永远保持良好的心态和境界，促进心身健康和长寿。世间无论何者，举凡"善"的，几乎无有不爱者。试观人一生所追求者，莫不希望是美好、是向上的，故《大学》云："止于至善。"这是人生的最高境界。如何达到？这就需要注意在日常的生活中做到四善——心善、念善、行善、言善，此四善若能常保，即是住在真善美慧的最高意境了。

9. 海纳百川，有容乃大

所谓海纳百川，就是说明了水大肚能容的特点。追求做到"心善渊"，也就是指心胸要像水那样沉静、明净通透。我们都知道人往高处走，水往低处流，应该要像水那样凡事不强求，顺其自然，心胸放宽一点，只知耕耘，不问收获，这样的人才能成就霸业。特别是作为一个领导者，更应该大度。项羽刚愎自用，不能容人，所以一败涂地。刘邦人手不多，却大度能容，所以最后一统天下。只有宰相肚里能撑船的人才有广大的心胸去接受别人的逆耳忠言，才能让自己成功。相反，心胸狭窄的人永远成不了大事，只会夸夸其谈，不干实事，最后一事无成。一个好汉还要三个帮，一个人是无法成事的，只有团结在一起才能成就一番事业，依靠集体智慧才能保证决策的科学性。

人要健康长寿，必须让心中充满善意。心中充满善意的人，一般都性格沉着、冷静、平和，与人为善，乐于助人；同时，他们也得到他人的感情和友谊，使内心不断产生满足感，始终感到世界的温暖，如此优良的心境有助于放松精神。

二、"善者寿"的故事与生命启示

我们现在已经有充分的研究表明，善良可以增加一个人的寿命。美国密歇根大学调查研究中心对2700多人进行了14年的跟踪调查后，得出的结论是：善恶影响一个人的寿命的长短。研究发现，一个乐于助人、和他人相处融洽的人预期寿命显著延长，在男性中尤其如此。相反，心怀恶意，损人利己和与他人相处不融洽的人，寿命相对较短，其死亡率比正常人高1.5倍。

究其原因：一是善良的人心胸开阔。他们把自己的思考重心放在怎样帮助他人，奉献爱心上。没有时间去胡思乱想，为了自己的欲望而绞尽脑汁。这样的人活得轻松、活得自在，身心必然健康。二是善良的人朋友众多。善良的人在帮助他人的过程中结交了许多朋友。善者会从中获得极大的心理上的愉悦，自己会有一种成就感。三是善者生活规律。善者每天都有事情要做，他们很少宅在家里。适当的活动可以让自己的身体处在健康的状态，长寿乃是必然。现实生活中像这样的例子不胜枚举。

1. 百岁桥的故事

浙江省永嘉县桥头镇溪心村，一座名叫"百岁桥"的跨河大桥已经初现轮廓。这是村里最长寿的百岁老人詹莲妹推掉百岁寿宴而动员子孙后辈们集资 37 万元而捐建的。

随着生活水平的不断提高，国人给长辈做寿之风愈演愈烈，尤其是经济相对发达地区，人们给年迈长辈"逢十"祝大寿，更是耗资不菲。祝寿，对寿星来说，是祈求自身健康长寿；对子孙后辈而言，则似乎能体现一份孝心，这样的家事似乎无关他人和社会，也难以褒贬。然而，詹莲妹老人不仅不要子孙后辈办寿宴，反而动员一百多子子孙孙各尽所能，捐巨资为村里造桥。这样的善行义举，起到了贡献桑梓、造福乡邻的重要作用，实实在在和社会和他人利益攸关。不仅如此，之前，在詹莲妹逢到八十大寿、九十大寿时，老人和子孙们也都轻祝寿、重公益而出资行过善举。詹莲妹这位百岁老人阅尽世间沧桑，尝遍凡尘冷暖，参透人间善恶，虽然是一位老农民，但却是一位通达、睿智、慈善的可敬长者。

对于一位老者来说，一场寿宴办得再高档、再风光，除了博一时之欢，本质上无助于健康长寿，詹老寿星正是参透寿宴本质，通达人生本源，才会毅然决然拒办寿宴。自古以来，修桥铺路，在国人心目中，就是行善积德的大好事，不办寿宴，一再鼓动子孙后辈捐资行善，捐巨资造桥，显示了老寿星慈悲为怀的善德。让子孙们不把钱财浪费在大吃大喝、瞬间消逝的寿宴上，而是积少成多捐建一座造福桑梓的大桥，自然可以让全村人和外来人都得到实惠，也让人们永远铭记着老寿星的百岁诞辰，是她最为睿智的选择；詹老寿星通达人生，奉献社会，庇荫子孙的善举，无疑能使她得到亲朋好友和社会公众的敬仰，使自己的心情长时间保持欣慰、愉悦和满足，从而有利于健康长寿。乐于助人的人可以激发人们对他的友爱和感激之情，其从中获得的温暖缓解了他在日常生活中的焦虑，有助于增强人体免疫功能，这也就是百岁老人获得长寿的秘密。

2. 大慈善家——邵逸夫

早在 2500 多年前，孔圣人就在《中庸》中写道"修身以道，修道以仁""大德必得其寿"的句子。意思是只有具备高尚道德修养的人，才可能获得高寿。香港著名慈善家邵逸夫先生正是这样一位"仁者多寿、善者多康"之人。说到邵逸夫，有些朋友可能觉得很陌生，但是要提起我国各地学校中的"逸夫楼"，则是无人不晓的。自 1985 年以来，邵先生通过"邵逸夫基金"连年向内地教育部门捐赠巨款建设教学设施。截止到 2014 年，从小学到大学的教学楼、图书馆、科技馆，"逸夫楼"已近 3 万座，密密麻麻几乎遍布全中国。邵先生离世时享年 107 岁。正是这份仁者之心，才让先生得此高寿。我们在惋惜的同时，又羡慕他的高寿，毕竟在这个世界上并没有太多的人能活过百岁。但邵先生做到了，因为他的善。一个人在社会上苦苦打拼获得了财富，又把财富重新还给社会，给那些最为需要的人，这就是莫大的善。

3. 资助学生的白方礼

白方礼，有的地方写作白芳礼。他生于 1913 年农历五月十三，故于 2005 年 9 月 23 日，享年 92 岁。祖籍河北省沧州市沧县白贾村。他从小没念过书，1944 年，因日子过不下去逃难到天津，流浪几年后当上了三轮车夫。从 1987 年开始，白方礼连续十多年靠自己蹬三轮的收入帮助贫困的孩子实现上学的梦想，直到他将近 90 岁。2005 年 9 月 23 日，93 岁的白方礼老人安详地离开了。蹬三轮近 20 年，35 万善款，圆了 300 个贫困孩子的上学梦。

每一个走近他的人都惊异地发现，他的个人生活几近乞丐，他的私有财产账单上是一个零。他一年四季从头到脚穿戴的总是不配套的衣衫鞋帽，都是他从街头路边或垃圾堆里捡来的。他倒为此挺开心，曾对人说："我从头到脚、从里到外的穿戴没有一件是花钱买的，今儿捡一样，明儿捡一样，多了就可以配套了。"他每天在外的午饭总是两个馒头一碗白开水，有时候会往开水里倒一点酱油，那已是他的"美味"了。在家他也很节俭，每顿吃得很少，怎么劝他再吃都没用，他总是说："留着下顿，吃多了白瞎。"

为了多拉一趟活，多挣一块钱，他几乎到了不要命的地步。一年365天，无论节假日，无论刮风下雨下雪，他从来没有休息过一天。早晨六点准时出车，要到晚上七八点钟才回。他曾在夏天路面温度高达50℃的炙烤下，从三轮车上昏倒过去；他曾在冬天大雪满地的路途中，摔到沟里；他曾由于过度疲劳，蹬在车上睡着了；他曾多次在感冒发高烧到39℃的情况下，一边吞着退烧药片，一边蹬车，虚脱的汗水湿透了棉袄；更有不为人知的是，由于年事已高，冬天里他常常憋不住小便，棉裤总是湿漉漉的，他就垫上几块布照样蹬着车四处跑。在你的心里想象这样一幕吧：一个瘦弱的老人，蹬着三轮车，穿着不规整的衣服，戴着一顶草帽到大学去，在师生的惊异目光中，从身上掏出厚厚的一角两角零币攒起来的钱递给学校领导说是要给困难学生捐钱，大学里每年都会收到来自各个方面的捐款，多是大企业。如今收到来自个人而且是一个蹬三轮老人的捐款，每个人的表情从惊异到感动。

白方礼老人生活贫困，虽然不像富商邵逸夫那样，一捐就是一栋楼。但是白方礼老人却几乎捐掉了自己的全部积蓄，这是最大的善。做慈善不是看捐多捐少，而是要对得起自己的良心。这一双脚蹬的不仅仅是三轮车的脚蹬，这一步一步传递的是人间大善。

4. 拾荒助学的刘盛兰

刘盛兰是山东省烟台市蚕庄镇柳杭村一位普通的孤寡老人，属于当地分散供养的"五保"老人。他1922年出生，年轻时在外打工，后来在一家企业做保管员。73岁的时候，老伴去世，他成了孤寡老人。1996年他就开始拾荒助学。17年来，他总计捐资助学7万多元，资助了100多个学生。后来，由于腿疼得走不动，不得不暂停拾荒卖钱，但他捐资助学的脚步依然没有停下。2014年2月10日晚上，中央电视台"感动中国"2013年度人物评选颁奖中，刘盛兰老人入选"感动中国2013年度十大人物"。

一次偶然的机会，刘盛兰在报纸上看到了一则救助报道，从那时起，73岁的他就将自己微薄的工资捐出去。而受捐助的学生，也逐渐从周边几个地市"扩张"到全国各地。把所有积蓄都捐出去后，原本就非常节俭的刘盛兰只能从集市上捡别人丢弃的白菜、土豆、茄子等蔬菜以供日常生活，这一捡就是将近17年。"那些东西其实都能吃；要是看到有被丢了的鞋子，我就捡来缝缝再穿。"从给学生捐钱开始，老人就几乎没尝过肉味，没添过一件新衣，"吝啬"的连一个馒头都舍不得买，却在贫苦交加的17年里，慷慨地将靠拾荒挣来的所有钱财捐给了全国各地的贫困学子。刘盛兰对自己很"抠门儿"，但在给学生捐钱这方面，却很大方。最多的时候，他同时资助着50多名学生。微薄的工资也让他在资助学生时力不从心。"300块钱的工资没办法分给50个人，我只好这个月寄给这个，下个月寄给那个，一个个的轮着给。"

刘盛兰之前曾为招远市当地的一家公司看门，每月能挣三百来块钱。不过随着公司生意的不景气，到后来就一直没给他发工资。"拖了整三年，一万多块钱的工资几乎一分没给。"待刘盛兰准备离开公司时，那家公司老板只给了他三百元钱，之后就再没提工资的事，尽管多次讨要，一直未果。最终，刘盛兰走上了法庭，那一年，他82岁。"官司赢了，我就去要钱，但经理就是赖着不给。"刘盛兰回忆说，之后他几乎每天都到公司去讨要欠款，但公司经理却一直告诉他："没钱。"幸运的是，刘盛兰在市长接访日那天遇到了当地法院的一位主任。"那个主任一听我的情况，就赶紧找到法院的执行局。"最终，在法院执行局的多次干涉下，刘盛兰才分两次要回那一万余元的欠款。不过，钱刚到手不久，便被刘盛兰全"挥霍"了。"全捐出去了，我留着也没用，捐给学生念书救急，怎么不比自己花强？"

善良的人总是能够在他人有困难的时候伸出援手，帮人渡过难关。这样心地善良的人，他们天天琢磨的是怎样帮助他人，奉献爱心，怎样让更多需要得到帮助的人快乐起来，没时间去胡思乱想，长寿自在情理之中。

每个人的职业、地位、财富不同，但都可以发挥自己的善心。我们经常会看到，有许多医生活的岁数都特别大，这与医生平时比较注重保养以外，还怀有一颗善心有关。近代有医学专家指出，人的大脑中有一部分细胞膜上存在着吗啡样的天然物质，使人产生愉悦感，从而减轻或消除疾病给人带来的痛苦。仁爱还能兴奋人体免疫功能，促进机体分泌有益健康的酶、激素和某些神经递质，使人体各组织器官的功能高速调整到最佳状态，有效地抵抗各种致病因素，进而促进健康，延缓衰老，这也就是善者寿的奥秘。

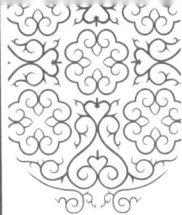

第八章

佛家慈悲为怀的寿数

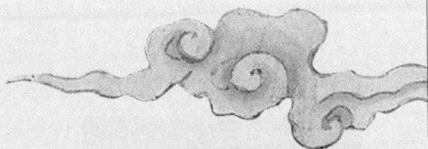

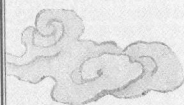

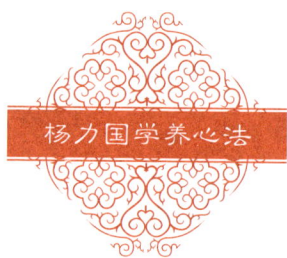

杨力国学养心法

一、"慈者寿"之秘

古人云"心慈者，寿必长。心刻者，寿必促。"这就是说，心怀慈悲的人，必然会长寿；而心地刻薄的人，寿命必然短暂。即所谓的"慈者寿"。

1. 佛教之"慈"

关于"慈"这个字，相信很多人心里最先想到的便是佛教中所说的"慈悲"吧。佛教的慈悲有比较明确而且独立于世间道德的含义。慈，愿诸众生永具安乐及安乐因；悲，愿诸众生永离众苦及众苦因。所以佛教中"以慈悲为怀"的意思，就是时时刻刻起心动念，希望所有的众生永远离苦得乐。

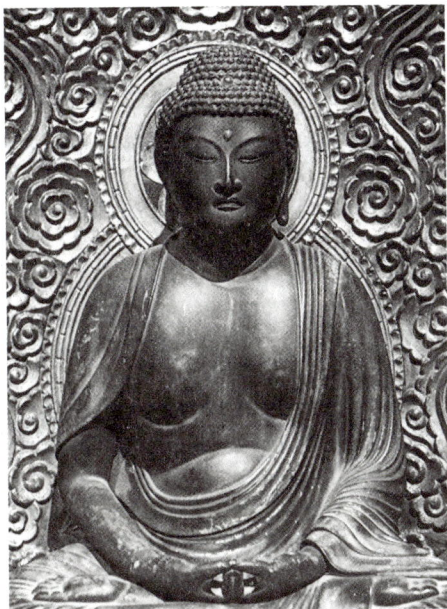

在武侠小说中以慈悲为怀的高僧，常常得到武林中人的敬重，自己也能得到长寿。比如《笑傲江湖》里的方生大师，武功谈不上绝顶，但是慈悲为怀，眼见任盈盈杀了自己的师侄们，却也没有圆音那种"欲杀之而后快"的仇恨心，反而以德报怨，留下治伤灵药。再如《笑傲江湖》里的方证大师，抓获任盈盈之后试图用佛法感化，还打破门户之见，把《易筋经》传给了令狐冲。虽说是虚构的情节，但这些大师依然堪称"慈者寿"的典范。

历史上有个故事，说的是明朝嘉靖皇帝的时候，有个名叫严嵩的宰相，他是个奸臣。严嵩有个儿子，名叫严世蕃，也是个为非作歹的恶官。父子同恶相济，结党营私，总揽朝政，陷害忠良。据说，在严府里，每天都有数不清的门客来来往往。从严府厨房的阴沟里，每天流出来的鱼、肉、白米，数也数不清。在严府的附近，有一座寺庙里有个老和尚，每天都领着一帮小和尚到严府厨房的阴沟里捞白米。捞上来之后，用清水冲洗，然而再晒干储藏。日子久了，竟然堆满了一屋子。后来，严嵩犯案，财产被没收，儿子也被杀头。由于严嵩作恶多端，没有人可怜他，老来没有任何依靠。老和尚慈悲，收留了他。过了好长时间，严嵩很难为情地对老和尚说：我很对不起你，在我势力大的时候，我从来没有对你的寺庙做一点功德，可是，现在我穷了，反而住在你的庙子里，我很惭愧。老和尚说：知过能改，善莫大焉。老和尚领着严嵩，来到了堆满白米的那间房子。老和尚指着那堆白米说：这些米，都是从你相府厨房的阴沟里流出来的，我把它洗净凉干，就堆放在这里。严嵩看到这一事实，又听了老和尚教诲，悔恨莫及。老和尚之慈，在于他愿意去教化别人，使人向善。

佛家的慈悲，使佛教徒心怀众生，愿意普度众生，这也是他们长寿的秘诀。在佛教看来，一切众生都是可以成佛的。孔子也说："后生可畏，焉知来者不如今？"佛教说："放下屠刀，立地成佛。"俗语说："浪子回头金不换。"每一个人的改过自新，都是要有个时节因缘的。即使监狱里的犯人，也是不可轻视的。为什么呢？这是因为，或许这个在监狱里的人，他已经立下了大愿，痛改前非，重新做人，相反，监狱外面的有些人，却在不知不觉地、渐渐地走进监狱。所以，我们的心量要大，要容得各种各样的人，要感化各种各样的人，同时，在容人化他的过程中，也成就了自己的道德与学问。

而佛教高僧正是愿意感化别人、普度众生的人。因此他们有不同于一般人的道德和学问。佛教高僧的长寿，与他们的胸怀、气度、悲天悯人的情怀密不可分。

2. 情绪与寿命之秘

在医学上，情志与疾病有密切的关系。从中医上来说，《黄帝内经》有"怒伤肝，喜伤心，思伤脾，悲伤肺，恐伤肾"的说法。

有研究将人的情绪分为了四个区域。一度危险区是指，身体在难以忍受的不适感中挣扎，有愤怒狂躁情绪以及暴力行为的倾向。二度忍受区：在情绪上有不满或敌对，行为上有争吵，但尚可忍受。三度正常区：个体具有一般的愉快和轻松，心情比较平静。四度清屏区：个体这时状态最佳。思维与灵感最活跃，自我感觉极好，对一切掌控有信心。心理学家研究后发现，现代社会中普通人一天的情绪度基本上是围绕着2.8度波动。情绪智力度高的人，他们的情绪度可以在4度的清屏区波动。而仁慈的人一般心境平和，也就是情绪智力度高的人，所以他们的情绪很稳定，波动不会太大。

3. 良性循环带来长寿

仁慈、善良的人会得到好的回报，这也进一步促使他们做好事，形成一种良性循环，对长寿有益。

（1）刘宽舍牛

汉朝时候，有个人叫刘宽，他温文尔雅又心胸宽广，别人犯了错误，他一般都能宽恕。有一次，有个人丢了一头牛，却一口咬定：刘宽坐的车，套着拉车的就是他家的牛。刘宽也不跟他争，说是他的，就给了他，自己下车来慢慢走路回了家。后来，那个人又找回了自己的牛，羞愧得不得了，把牛还给刘宽时，说："我没有什么面目，来见您啊！看我前回那样，您要怎么处置我，都不为过。"刘宽笑眯眯地说："牛长得像嘛，容易认错，也是可以理解的。你现在已经把牛送回给我了，我又何必要惩罚你呢？"曾经有个人，想试试刘宽的品德到底有多真，暗中叫一个奴婢，端着一碗汤，故意撞到刘宽身上。刘宽的朝服被弄脏了，但他一点也不介意，而是反过来关切地问奴婢："烫着了没有？你的手怎么样？"那个试刘宽品德的人非常感动，从此也受到他的感化，变得宽厚仁慈起来。

（2）医圣拒厨

被后人尊称为"医圣"的东汉医学家张仲景，虽然青年时代即为一代医学名师，但他仍然谦虚好学，经常四处取经拜师。有一次，张仲景听说岭南有一个叫著羲的人医术颇精，就不远千里，前来拜见。之后张仲景才知道，著羲保守于医技，其奇方妙药都秘而不宣。为学到技艺，蜚声医坛的张仲景决定留下来给著羲做助手。对于这个免费的学徒，著羲自然不排斥，只是一旦涉及核心机密，他便会亲力亲为，防范得密不透风。即使如此，张仲景依然对其谨慎恭敬。张仲景的谦和大度让著羲的老管家非常钦佩。有一天，老管家对张仲景说："我有一秘方，说不定会令你感动我家先生，传授给你些医术绝学。"张仲景疑惑道："愿闻其详。"家仆压低声音说："我家先生曾钟情于一才女，此女做的鲜笋宴先生非常爱吃。然而红颜薄命，令先生痛彻心扉。有一年，我随先生游苏州，偶然在一户人家问诊时，品尝了一道鲜笋宴，先生感慨之余，竟将做这道菜的女仆赎了出来。我想，如果你为先生做这样一道菜，抵得上在这里做数年徒工。"没想到张仲景不假思索道："这道菜我做不得。如果单单是先生喜欢吃，我可以做；但如果会勾起他一段早已结痂的伤心往事，我不能做。"没想到这番话被偶然路过的著羲听到了，他非常感动，随即打破"门规"，将自己的一些绝学倾囊授予张仲景。张仲景的善良让他在医学上走得更高更远，他的仁慈也让他活到了约63岁。

（3）笑脸组合

2014年12月，一组呈现普通乘客笑脸的照片，在网络上迅速走红，并引起了社会的广泛关注。这组照片的拍摄者是69岁的湖北省武汉市的市民屠礼华。每次乘坐公交车、地铁时，遇上好心的让座乘客，屠婆婆都会掏出手机，征得同意后，为"美丽的让座人"拍照留念，并表达感谢。半年多来，屠婆婆已拍摄59张陌生乘客的笑脸照。这些笑脸，都有一段温馨的让座经历和美好回忆，也记录着人与人之间的善意和温情，被网友誉为对行善者的"美好回礼"。

（4）赠人玫瑰

三八妇女节的创始人克拉拉·蔡特金很小的时候，就表现出了对弱者的爱心。有一次，小蔡特金和父亲一块逛街，见到了一个小报童。这个小报童穿得又脏又烂，十分可怜，小蔡特金顿时产生了同情之心，便把平时积攒下来的零花钱拿了出来，一下子向小报童买了七份报纸。

2000 年，美国的 7 岁男孩沃尔夫在妈妈的建议下，参加了一个圣诞慈善活动。他所参与的慈善组织向全世界的孩子邮寄爱心礼包。沃尔夫的礼物盒子里有自己的照片、名字和住址，他寄出的礼物被一个菲律宾的 8 岁女孩乔安娜收到。2011 年，乔安娜在某个社交网站上找到了这个男孩。随着了解的深入，他们发现两人有很多共同之处。后来，两人互生情愫。在他们的婚礼上，两人不要礼物，而是请求宾客们将礼物捐赠给慈善组织，以纪念这段奇妙的姻缘。他们也决定在以后每一个圣诞节，都向发展中国家的孩子邮寄玩具和其他物资。沃尔夫说："当我还是个男孩的时候，我只是想要把玩具和其他东西放在盒子里，送给世界上其他地方的孩子，给他们带来快乐。不过我真是没想到，我收到的回礼这么赞。"

正所谓"赠人玫瑰，手有余香"，当用善意，用一颗仁慈的心去对待别人的时候，自己也能够得到意想不到的回报。

老子的养生之道中说：长寿有三宝，一曰慈，即仁慈；二曰俭，即勤俭；三曰不敢为天下先，即谦让。其中仁慈为长寿第一要素。可以说是"慈者寿"的另一种解释了。

（5）命大于天

尽管道路是坚硬的，汽车是钢铁的，但还是有一些故事，能让人倍感温暖。日前有报道说，澳大利亚一位男士坐飞机出差回来，在停车场取车时，看到一只小鸟在雨刷器上筑了个精致的巢，还孵了蛋。他没有贸然采取行动，而是与野生动物官员联系。当听到可请人将巢移走、或等蛋孵化出再取车的答复后，这位车主做出决定：将车留在机场，自己骑车回家。一位中国女孩说，听过这则故事，她养成了一个习惯：每天早上动车前，要围着车转一圈儿，看看是否有小动物藏匿其中。

很快，这个故事有了"中华版"，而且更加精彩。三月的某个晚上，巴先生应邀与朋友见面，聚会后准备开他的车时，看到几位男女青年正围着他的车找什么。上前一问，原来是他们的一只小猫钻到车底下了。于是，他也加入寻找。掀开引擎盖，可只偶尔听见猫叫，却找不到它的踪影。其间，不时有附近的居民过来支招儿。小猫的胆子很小，但决心倒挺大，坚持把"躲猫猫"进行到底。直到凌晨1点，大伙儿都有点扛不住了。巴先生担心车子一发动，小猫的命就没了。实在没办法，他在附近找了家酒店住下。

故事还在"接力"——长话短说，第二天，几位路过的巡防队员发现了这一情况，他们捣鼓了两个多小时，也没找到猫，于是报了警。接下来，巴先生拨打4S店的电话，想把车拖到4S店拆开，再把猫营救出来。很快，4S店的救援车来了。因为拖车公司有规定，晚上9点之前不能进市区。车是没法拖了，只好当场拆卸。4S店的修车师傅掰开格栅、掀开发动机保护盖，都没看见猫的影子。这时，"奇迹"发生了：一条狗从旁边经过，它闻到了猫的气味，冲着引擎盖吠了几声。很快人们听见有东西在抓引擎盖。掀开引擎盖的瞬间，一只黑白相间的小猫亮相了。闹腾了16个小时的"喵星人"终于被抓住，热心市民赶紧拿来清水喂小猫。见此情景，猫的主人感动不已，不停地向大家致谢。4S店的师傅表示，拖车加上拆车大概需要800元，但4S店只收200元。对于这笔花费由谁出，车主认为应该由他本人支付，巴先生微笑着说："对于一条小生命，做这些都没啥。"

世间很多感人的故事，并不都是惊涛骇浪或慷慨悲歌。有时，只是一只小猫或偶然飞来的小鸟，便可拨动人们的心弦，奏响一曲悦耳的欢歌。这两则故事，完全可以被当成经典写入驾校教材，让司机和准司机们牢记在心。最近看到某市公交公司一则招聘司机的启事，除了要求熟悉交通法、有责任心上进心、身体健康、无不良行驶记录等要求，还强调应聘者"善良细心"。在解释为什么着重写上这一条时，招聘方说，一位善良细心的司机，会等所有乘客坐好之后才发动车；会把车耐心停在人行道前，让老人和儿童慢慢通过；每天动车之前，他都要检查车况，避免任何隐患；而且，他从不违法，决不粗暴，以保护所有人的生命安全为己任。凡是具备这种素质的司机，都是心怀慈悲之人。

二、"慈者寿"的故事与生命启示

从秦始皇追求长生不老药，到《西游记》里妖怪想吃唐僧肉，再到实验论文研究长寿……可见，人类孜孜不倦地追求长寿。唐代诗人杜甫有诗云："酒债寻常行处有，人生七十古来稀。"这说的是年逾七十的不多见。随着现代社会的发展，年逾七十的老人的数目并不算少。在这里我们不妨考察一下长寿的原因，或许从中能得到一些有关养生延年的有益的启示。

1. 僧人禅心

"人生七十古来稀"的唐代，被人尊为"东宗无量寿"的高僧释全真却活了 138 岁（另有一说为 166 岁）。这是中国历史有记载的最长寿者。而在佛教高僧中古稀之年者则更是不乏其人。查梁庭灿编著的《历代名人生卒年表》中所载的"高僧生卒年表"，共录 561 人之中，百岁以上 6 人，90 岁以上 34 人，80 岁以上 150 人，70 岁以上 351 人，65 岁以上 423 人。而同一时期的帝王 194 人之中，80 岁以上 5 人，70 岁以上 11 人，65 岁以上 19 人。两者比较一下，前者的长寿概率远远高于后者。

高僧为何多长寿？这与僧人的心性与生活习惯有关。

佛教有"不杀生"的戒律，印度佛教只规定僧人戒杀但不禁止食荤。传入中国后有了变化，不仅规定戒杀而且还禁荤，中国佛教僧人的食谱就是以素食为基调。通常的素食主要有谷物、豆类、蔬菜、野果、蘑菇、竹笋、黄精等。并且都采用植物油来烹调。这些含丰富的维生素、植物蛋白、淀粉、以及纤维素的素食，不会引起血脂过高，从而预防了冠心病、高血脂病等老年常见病的发生。有人还有意测试了吃素僧侣的血液黏度，发现他们的血液黏度比普通人低，而血液黏度高的人容易患肺心病、冠心病和高血脂病。肺心病、冠心病、高血脂病是老年人致死的主要疾病。

戒、定、慧，是佛教的重要内容。其中定，就是禅定，俗称为"和尚打坐"。相传禅宗初祖达摩，曾在嵩山少林寺面壁静坐九年，活了150多岁。僧侣在参禅静坐的过程中，有一些调身、调息、调心的方法，与气功锻炼的某些内容类似，我们不妨称之为佛家气功。因而亦能起强健身体、却病延年的作用。天台宗开山祖智颛，创立的一套"止观"法气功，曾为后代气功锻炼者所奉行。

"禅"即"禅那"，意思是"心一境性"或"守一"。在坚持"守一"原则下，可以采用多种多样的方法和形式。除了坐禅之外，还有念佛、观想、持咒等，它们都可以用来"制心一处"。暂且撇开宗教内容，单论这种"制心一处"。其结果将是：专注一念，乐之好之，日夜不休，以致心境交融，物我两忘，如此这般，久而久之，自然能收到康健长寿的效果。当然，我们今天大可不必效法诸如念佛持咒之类，但是我们不妨取其"制心一处"的精神，根据个人爱好，分别采取打拳、写书法、画画、养鸟、育花、钓鱼等方法，乐而为之，甚至专注于某一项科学研究，也不失为一种好的修身养性方法。可以这么说，一个明确的信念、一种执着的追求，精神寄托于此，岁月贯注于此，对于人体的心身健康是有益的。

总之，载入史册的高僧都是些德高望重的人，他们都有慈心，恪守戒律、专心修禅、养心炼性，加上安定而有规律的生活，以及适当的劳作，和优美的环境，经常保持良好的身心状态，因而能长寿。

2. 医者仁心的故事

关于医生的寿命这个问题，相信下面几个医学家的离世岁数能让大家有所了解。晋代王叔和 85 岁去世，明代医学家李时珍 75 岁辞世，清代叶天士享年 79 岁，赵学敏 80 岁，吴鞠通 84 岁……从这些数字我们可以看出，凡大医者，寿命长的概率很大。因为医生是慈者。下面几个医生的事迹可能让我们更加明白"慈者寿"的内涵。

东汉医学家张仲景在那个年代也是个长寿之人。身为医者，张仲景有仁心，有慈心。在长沙为官时仍用自己的医术为百姓解除病痛。在封建时代，做官的不能随便进入民宅，接近百姓。可是不接触百姓，就不能为他们治疗，自己的医术也就不能长进。于是张仲景想了一个办法，择定每月初一和十五两天，大开衙门，不问政事，让有病的百姓进来，他端端正正地坐在大堂上，挨个仔细为群众诊治。于是，每逢农历初一和十五的日子，他的衙门前便聚集了来自各方看病的群众，甚至有些人带着行李远道而来。"坐堂医生"这一称呼便是用来纪念张仲景的。

林巧稚（1901—1983 年），出生于福建鼓浪屿，中国现代妇产科学的奠基人之一，是北京协和医院第一位中国籍妇产科主任及首届中国科学院唯一的女学部委员（院士）。她曾说："只要我一息尚存，我存在的场所便是病房，存在的价值便是医治病人。"当年林巧稚和一个师范女同学一起远赴上海考点去考协和医院，考试中同伴突发急病，林巧稚毫不犹豫地搁笔救人，放弃了考试。考官感于林巧稚忘我奉献的高贵品格，再加上她能说一口流利的英语，经过一番曲折，终为她争取到破格入学的机会。工作后，她请人列出了鼓浪屿需要资助的亲朋名单，按人头每月寄生活费，从未中断，直到辞世。如果说这些还与亲缘相关的话，她为素不相识的贫穷病人付医药费的事例则难以计数。另外，她遗嘱里的三项内容也令人无限感佩：三万元积蓄献给医院托儿所，遗体供医院做医学解剖，骨灰撒在故乡鼓浪屿的海上。她一生亲自接生了五六万个婴儿，被誉为"万婴之母"。

成为名医者不但医术高超，而且医德高尚。古今名医多高寿，这与他们的心态有极大关系。他们心怀慈悲，"誓愿普救含灵之苦""一心赴救，不作功夫行迹之心"，如此得到长寿。

3. 寿星大师的爱心

医学专家研究结论表明，在可使人长寿的二十种职业中，书法家名列榜首，而画家也在其中。我国历代的书画名家都普遍长寿，比如书法家欧阳询84岁去世，颜真卿76岁去世……成为大师的人，也往往会长寿。

齐白石老人是近现代著名的绘画家，享年93岁。他所画的虾是非常有名的。他笔下的虾，活泼生动，就像正在水中游动着一样，一节节的虾身透明而富有弹性，长长的虾须和两只虾螯也好像在不停地摆动着。而且，有的人可能还不知道，这一只只活灵活现的水墨虾，在齐白石的笔下不到一分钟便能画一只。后来有不少人学齐白石画虾，但对这份功力都是望尘莫及。他与虾也有一段故事。白石老人老家有个星斗塘，塘中多虾草，幼年时，白石老人常在池塘边玩耍，从此与虾结缘。儿时欢乐的情景也成了他每每题画的素材。为了画好虾，白石老人在案头的水盂里养了长臂青虾，这样就可以经常观察虾的状态并写生，能更好地了解虾的结构和动态。再以后，他在观虾的过程中，将虾的进退，游的急缓，甚至斗殴、跳跃等情态统统收于笔下。白石老人善于观察，富有爱心，能把虾画得活灵活现。他对生命的仁慈在他的画作中可见一斑。

著名女作家冰心老人因度过了一个世纪，被称为"世纪老人"。她4岁时全家迁往山东烟台，此后很长时间便生活在烟台的大海边。大海陶冶了她的性情，开阔了她的心胸。父亲的爱国之志和强国之心也深深影响她幼小的心灵。母亲的温柔也让她拥有了一个幸福的童年。她的作品《繁星》等，字里行间充满了爱与温暖。1938年（抗战期间），她因战争前往云南昆明居住，并在昆明呈贡的一个学校里义务授课。中华人民共和国成立后，她又先后为家乡的小学、全国的希望工程、中国农村妇女教育与发展基金和安徽等灾区人民捐出稿费十余万元。在响应巴金建立中国现代文学馆的倡议时，她捐出自己珍藏的大量书籍、手稿、字画，带头成立了"冰心文库"。1998年水灾的时候，她闻讯后捐出两千元，知道灾情严重后，又捐了一万元稿酬到灾区。她的《寄小读者》中有"大爱"的情怀。她的作品、她的故事无不透露出她对世界的热爱，对年轻人的期许。所谓"一片冰心在玉壶"，"冰心"是爱国心，是慈心。

顾景舟（1915—1996年），近代杰出紫砂陶艺家。他在壶艺上成就极高，技巧精湛，世称"壶艺泰斗"。他的一把壶，最长的时间做了两年多。这其间，他一直在反复揣摩、修改。他出手其实很快，基本功扎实。顾景舟对制壶工具的要求之苛刻，甚至超出了出征将士对武器的精确讲究。他常说，不懂工具就等于不懂制壶。他做壶的工具，有120多件，每一件都有出处。做一把壶，必须先做一套工具。做此壶的工具，做彼壶时便不用了，重新做一套。因为两壶有不一样的地方，工具就要重做。他做壶，一招一式都有讲究，工具的摆放都有固定位置。他打的泥片，厚薄均匀，不差分毫。他用慈心给他的壶注入了生命，也使其具有了非凡的艺术价值。他的慈心、耐心在自己的壶中体现得淋漓尽致。

一代围棋大师吴清源先生享年100岁。这个黑白世界里的化外高手，毕生对棋道的纯粹追求，跃然盘上，早已超越了胜负、名誉和俗世。一如当年吴清源自己说的那样："我的一生只有两件事：真理和围棋。"他并不富裕，对于挣钱也没有什么概念，横扫日本棋坛的时候，恰恰是他最贫困的时候。

对于名利，吴清源没有任何的欲念。他的世界就存在于纹枰之上的方寸之间。即使谈及"棋圣"的殊荣，吴清源的回应也简单至极："我个人不认为自己是棋圣。人来到世间就有自己的任务，既然活在世间，就要为自己的任务去努力。"如果说对于一心追求棋力的棋士来说，抛弃名利尚且可以理解，那么对于胜负的寡淡或许才是普通棋手和一代大师之间不甚明晰的鸿沟。对于胜负，吴清源的回答简单而又耐人寻味："胜与负，不是我下得好还是不好，而是我还能不能下得更好。"可见，吴清源先生的一生，永远在追求围棋的大境界。在日本他下棋前，总要诵读一遍《道德经》。正是《道德经》的"无为，无我，无欲，居下，清虚，自然"的思想使他心境澄明，发挥出了最好的水准。他的慈是一种境界，是对自己仁慈，无谓胜负。

80岁的摩西老人在纽约举办了个人画展，引起了轰动。她在101岁时去世。她在自己随笔作品《人生永远没有太晚的开始》中写道："绘画并不是重要的，重要的是保持充实……我所希冀的是，你们能找到自己真正喜爱的事情，淡定从容地过好每一天。希望你们回顾一生时，会因自己真切地活过而感到坦然。"摩西老人对晚辈的关爱之情体现了她的慈心。一位慈祥老人的形象跃然纸上。

大师们的慈心体现在对世界的热爱，对生命的尊重，对自己从事的行业的敬畏以及对创造作品的耐心上。

4. 百姓慈心的故事

出生于1918年的王能荣老人因为长寿被记者采访。在老人的子女看来，老父亲长寿没有什么秘诀，主要还是心态好。"父亲为人和善，这辈子几乎从未见他与人红过脸。"老人的儿子如是说。平时就算偶有不顺心的事，老人也从不记挂于心。老人家最常说的一句话就是："最苦的日子已经过去了，我还是幸运的。"他觉得，做人也好，做事也罢，要学会知足。老人还时常用这一点劝慰别人。在老年活动中心里，一些老人有时因打牌输赢争吵，他永远扮演的是劝架的角色。他常对身边的朋友说，要学会宽容，现在的生活条件这么好，没必要为了一些小事着急上火。

《大毗婆娑论》卷 151 上有句话"若有于寿，恒作、恒转，受作、受转；时行、处行；修梵行；食所宜，食应量，生者应熟，熟者弃之，予宜匪宜能审观察；服医药、用医言；避灾厄；远凶戏。由此等故，寿不中夭。"就是说，一个人"常运动，常劳动，慎行动，节淫欲，慎饮食，从医嘱，避灾凶"，就能长寿而不夭折。上述都是长寿的人共同点。

我国古代著名的思想家孔子活到了 73 岁，他提出了"仁者寿""大德必寿"的名言。他认为，有德之人，注重德性修养、自我人格的完善，心地光明，以仁待人，精神爽朗，邪气难侵，有益于健康长寿。这跟"慈者寿"的观念不谋而合。所以，长寿的人最重要的共同点是心境平和，心怀慈悲。

养生最重要的是养德养心。心平气和，修炼德行。

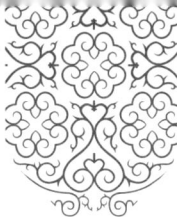

第九章

庄子『哀莫大于心死』的警示

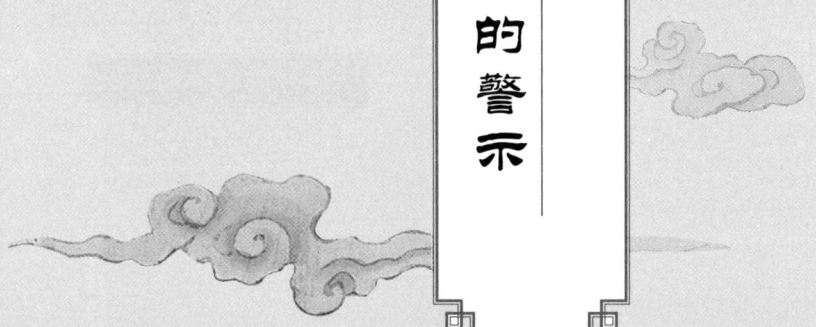

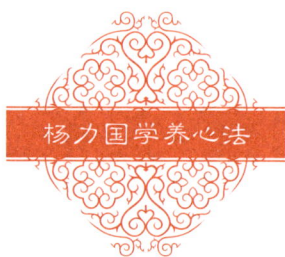

杨力国学养心法

一、心死则神亡，神亡则形亡

《庄子·外篇》中讲到："夫哀莫大于心死，而人死亦次之。"用现代意义解释就是：最悲哀的事莫过于人没有思想或失去自由的思想，这比人死了还悲哀。庄子为什么这样说呢？因为庄子主张自由自在地活。其实这句话在中医理论中也有体现。要想有一个好的身体，就要保持神的清明愉悦，而养神离不开养心。

中医认为神藏于五脏之中，神就是人的生命活动，所以中医中就认为五脏是生命的中心，中医把整个生命活动按照五脏分为五大系统，分别称为心系、肝系、脾系、肺系、肾系，全身的组织器官、经络、气血津液都归属在五脏系统之内，全身所有的疾病也都归属于五脏系统。神就是生命活动，是推动和主宰全身形体的内在动力，所以神都藏于五脏，而六腑除了胆之外，都不藏神，其他的比如说皮肉筋骨、五官九窍等，都不藏神。

《素问·灵兰秘典论》中有云："心者，君主之官也，神明出焉。肺者，相傅之官，治节出焉。肝者，将军之官，谋虑出焉。胆者，中正之官，决断出焉。膻中者，臣使之官，喜乐出焉。脾胃者，仓廪之官，五味出焉。大肠者，传道之官，变化出焉。小肠者，受盛之官，化物出焉。肾者，作强之官，伎巧出焉。三焦者，决渎之官，水道出焉。膀胱者，州都之官，津液藏焉，气化则能出矣。"中医研究人的生命运动，运用的是整体的观念，就是形神一体的研究。

所以人体的五脏有两种性质，一为形脏，一为神脏。

形脏即有形的脏器，有具体的形态结构，可以在人体中找到，看得见，摸得着。形脏的具体功能都能落实到有形的脏器上。而神脏则是无形的脏，它没有具体的形态结构，在人体中也找不到，看不见，摸不着。并且神脏的具体功能几乎都不能落实到有形的脏体器官上，神脏的功能不是由一个脏器来完成的，它是由是全身多个脏腑组织的细胞协同作用，共同产生的整体功能，这是无法落实到具体某个有形的组织器官上，因为全身各脏腑组织细胞几乎个个有份，最起码也有很多脏腑组织有份，所以无法落实到具体有形脏腑组织上。虽然中医把它们归为一个脏腑，但这只是一种归类方法，而不是这些具体形脏就有这么多的功能。由于西医只研究形脏，没有神脏这一概念，所以中医形脏的功能可以与西医理论相吻合，而神脏的功能却无法在西医理论中找到，以至西医认为中医搞错了脏器的功能，事实上只是我们的着眼点不同罢了。

1. 心与神的关系

中医中的心包含形脏与神脏两种性质。心的实体位于胸腔之内，两肺之间，横膈之上，形如倒垂未开之莲蕊，外有心包护卫。《医学入门》中有言："有血肉之心，形如未开莲花，居肺下肝上是也。有神明之心，神者，气血所化，生之本也，万物由之盛长，不着色象，谓有何有，谓无复存，主宰万事万物，虚灵不昧者是也。"下面具体谈一下这两种性质，让我们全方位地认识一下我们的心。

形脏心的主要功能即为心主血脉，是指心气具有推动血液在脉管中循环运行的功能。《素问·五脏生成》曰："诸血者，皆属于心。"大家应该都知道，我们全身的血液的流通都依赖于心脏的搏动，正是由于心脏日夜不停地跳动，我们的血液才得以在周身运行不息，进而发挥其对全身脏体细胞的濡养作用。何谓心气？心气指的是心的功能。气有物质之气和功能之气之分，物质之气是指肉眼看不到的精微物质，比如自然界的清气（氧气）、水谷之清气（由营养物质构成）、代谢产物或病理产物构成的浊气（如呼出的二氧化碳、嗳气等）等。功能之气是神之气，即是脏腑功能产生的力和能量，心的功能称为心气。

主血脉的心气显然就是指心的功能之气，简单点说就是指由心脏的收缩舒张而产生的对血液的推动力。何谓血液呢？《灵枢·决气》中讲："中焦受气，取汁，变化而赤，是谓血。"意思就是说，中焦脾胃运化水谷而产生的营养物质和津液，变化成赤色液体就是血液。由此可见，血液是维持生命运动的有营养的红色液体，是由营养物质和水液构成的。而脉指的是血脉，即为全身血液运行的通道，它与心脏相连，形成网络覆盖贯穿于全身的机体组织。

心脏的神脏功能是藏神，而神具有广义狭义之分，狭义之神即是指精神意识活动，包括神、魂、魄、意、志、喜、怒、悲、恐、思、虑、智等。狭义的心藏神，就是指心主管人的精神意识活动；广义的神就是上面所讲述的"生命活动及其外在表现"，就是指人整个生命活动的主宰神。心藏神，就是说心是人体的主宰神，对全身脏腑组织的功能，以及人的心理行为等一切生命活动起到主宰作用。而人体内的神除了心脏所藏的主宰神之外，还有很多神，比如肾脏所藏的志，即人的推动神和制造神；脾藏意，是人的能量神，肝藏魂，肺藏魄，是主宰神心的两大辅神；胆藏的决断神等，这一切神都要由心来主宰。

2. 心的主宰功能

（1）心主宰推动神

肾精即为人体的推动神，肾精为先天之本，由肾精所化的肾气是生命活动的第一推动力。推动神是人的物神，当人还没形成人，还是物性的胚胎时，就已经有了推动神。推动神也要靠主宰神来主宰，才能发挥其正常功能。推动神相当于汽车的发动机，发动机也要靠司机来调节油门大小，来主宰其运行的快慢。通过主宰肾的推动神，调节肾的阴阳平衡，调节肾的元气化生，调节肾促进生长发育的功能等。

（2）心主宰制造神

制造神在人体表现为生殖活动，女子到二七（十四岁）天癸至，男子到二八（十六岁）肾气盛，此时此刻人们就有了生殖能力。但人们是否要进行生殖活动，这就全靠主宰神来主宰，若人要早婚，则早生早育；要晚婚，则晚生晚育；就算是人们结了婚，要不要生育子女，也由人们的主宰神做主。

（3）心可以调节能量神

脾脏为人的能量神，脾的运化升清、统血等功能，都要靠主宰神心来调节。当人饥饿时，是否要进食，进食量的多少，也要靠主宰神来决定。心通过调节能量神，可以促进脾的运化功能，促使人体气血的化生。

（4）心主宰本能神

肺藏魄，是人的本能神，本能神是客观神，不受主观意志支配。本能神是动物神，只能按照生理本能主宰其运动方式。本能神也要靠主宰神来主宰调节，是受大脑的植物神经功能支配。肺的宣发肃降、通调水道，肺的治节功能，都靠主宰神心来主宰。

（5）心主宰理智神

肝藏魂，为人的理智神，理智神属主观神，受主观意志支配，最具有主观能动性，最具有人的灵性，所以只有理知神为人神，通常称为灵魂。肝的疏泄功能就是魂的体现，要靠主宰神心的主宰。通过心的主宰调节理智神，疏通人体的气机，调节全身各脏腑的功能；通过调节理智神，调节人的情志活动，消除心理障碍。心主宰决断神，人能否正确决策，在于人能否正确判断，能否正确判断，在于心主能否主圣明。心主圣明，法官才能秉公执法，决断才能正确；若心主昏庸，则法官即使能断也不能判。通过主宰决断神，才能达到正确认知，不产生心理障碍。心主宰形脏的功能，心主血脉，肺主气司呼吸，肝主藏血，肾主水，以及六脏、经络、五官九窍，皮肉筋骨，各形脏形腑，有形组织的功能都赖心主神明的主宰。普天之下，莫非王土；率土之滨，莫非王臣，全身各部无不要受主宰神心的主宰，人体内的一切神无不受心之管辖。

由以上可知，心神不分家。心藏神，神与心一体，两者一荣俱荣，一损俱损。离开了神的心，不是完整的心，因为它不再具备心所具有的心脏功能；同样，没有了心的神，亦不是完整的神，因为无法执行主宰神所具备的掌控人体生命活动的功能，且成了无根之萍，不得长久。故而，心死则神亡。

3. 神与形的关系

说起了形与神，就绕不开灵魂，神与灵魂之间，虽说不分彼此，但其实灵魂比神的概念要狭义一些，要高级一些。总而言之，灵魂是神的一部分，可以说是人体最高级的神，是人体的主宰之神，也可以这么说，心神即灵魂。

首先，我们的人体内是有神（灵魂）的，并且我们的肉体是由我们的神所支配的。其次，我们人之所以为人，是因为我们有神（灵魂）；你之所以是你，我之所以是我，张三之所以为张三，李四之所以为李四，除了我们的形体不一样外，最重要的差别是我们每个人的灵魂不一样，我们每个人的神是不一样的。两个长得一模一样的人，仍然是两个人，因为他们的神不一样，他们拥有两个不同的灵魂。世界上之所以没有两个相同的人，每个人人之所以是独一无二的，就是因为世界上不可能存在两个相同的灵魂，就算是拥有相同肉体的克隆人仍然是具有不一样的灵魂。而这个灵魂到底又是什么东西呢？这个问题已经超出现实医学的范畴了，很抱歉我们只能探讨，无法说明。我们活着时没有的东西，死了以后也不会"制造"出来。灵魂不是在死了才有，我们活着的时候就已经存在，说得直白一点，就是你父亲的精子与你母亲的卵子结合的那一刻起，就已经是存在的了。这也就是《灵枢·本神》所说的："两精相搏为之神。"

灵魂是怎么产生的，我们暂且不讨论，因为我们讨论不出什么结果，无数哲人先贤为之愁白了头，献出了自己的一生，至今也没有人敢说他已经弄懂了灵魂。不过可以肯定的是我们都是有灵魂的，并且我之所以为我，就是由于灵魂的存在，正是有了灵魂我，我才是我。

活着的每时每刻我们身体中的每一细微之处都在流淌着血液，血液送给细胞一些物质原子，又带走另一些物质原子。在我们的生命中，体内的各种原子时时刻刻都在通过我们吃的食物、喝的水和呼吸的氧气，所得来的"新原子"不断地将"旧原子"替换出体外，即我们的新陈代谢无时无刻不在更新着我们的身体。按照统计学计算：一年后，你身体中98%的原子将彻底被替换掉，七年后你就成为另外一个完全不同的人。更确切地说，从今天到明天你就不完全是同一个人，甚至于从这一瞬间到下一瞬间你也变了一个人。但其实不是这样，理由很简单，我们的细胞在复制下一级细胞的时候，是会带有遗传信息的，并不是单一的机械地复制。有人说，按照物理学的计算，一千年之前死亡的动物和植物，经腐烂后，由大气及地壳循环的作用，每一毫克就有一个碳原子存活在现在的人体之中（这不奇怪，因为原子很小。比如，将一个水滴放大到地中海那么大，而一个水分子就象一滴水那么大）。这一简单的计算令人感到非常不可思议。

从另一角度来讲，我们身体的各个部位组成了我们，指着你的身体说这是你，没有错吧，手是你，脚是你，头发是你，汗毛也是你，它们都是你的一部分，它们组成了你，你是由它们所组成的。它们都是你，它们又都不是你。你去理发，理发前和理发后，你就不是你了？显然不可能，你仍然是你，但你的头发或者说组成你的头发却离开了你，但你仍是你，是什么让我们在这变化之中，在这形体的日夜更新中保持住我仍然是我，这就是我们的灵魂，我们的神。

故而，失去了神，我们就没有了灵魂，没有了灵魂，就形同与死亡，而心神一体，心毁则神亡。所以说心死则神亡，神亡则形亡。

二、"心死"的故事与生命启示

滚滚长江东逝水，浪花淘尽英雄。是非成败转头空。青山依旧在，几度夕阳红。白发渔樵江渚上，惯看秋月春风。一壶浊酒喜相逢。古今多少事，都付笑谈中。

这是明代文学家杨慎所作《廿一史弹词》第三段《说秦汉》的开场词，后毛宗岗父子评刻《三国演义》时将其放在卷首。这首词真是道尽了人生的酸甜苦辣，古今多少英雄豪杰、才子佳人本该有其绚烂的一生，可却由于其万念俱灰，心已死，形岂可长存，只如流星般划过历史长河，一闪即逝，实在是可悲可叹，令人扼腕叹息！

1.为何项羽乌江自刎

（1）初露峥嵘

项羽小时候，项梁教他读书，但他学了没多久就不学了，项梁又教他学剑，没多久又不肯学了，项梁对此十分生气。项羽却说："读书识字只能记住个人名，学剑只能和一个人对敌，要学就学万人敌。"项梁转而开始教项羽学习兵法。秦始皇到会稽游玩，驾大船渡浙江，项羽与项梁一起观看，项羽对项梁说："彼可取而代之。"意思就是说他是可以取代秦始皇的。项梁因此对项羽另眼相看。项羽身高八尺多，力能扛鼎，才气过人，即使是吴中弟子，也都非常害怕项羽。一代英雄就此崭露头角。

（2）金鳞岂是池中物，一遇风云便化龙

公元前209年，陈胜、吴广二人在大泽乡揭竿而起。同年的九月，会稽太守殷通对项梁说："江西人全都造反，这是上天要亡秦的时刻，我听说先发制人，后发为人所制，我准备发兵，想要用你和桓楚为将。"当时桓楚在大泽逃亡，项梁说："桓楚在逃亡，不知道他人在哪里，只有项羽知道。"于是项梁出去嘱咐项羽持剑在外面等候，然后又进来跟殷通一起坐下，说："把项羽召来，让他奉命去找桓楚。"殷通同意后，项羽在项梁的指示下将殷通杀死。项梁手里提着殷通的头，佩戴殷通的官印。殷通部下大为惊慌，一片混乱，项羽连杀将近一百人。整个郡府上下都吓得趴倒在地，没有一个人敢起来。项梁召集原先所熟悉的豪强官吏，向他们说明起事反秦的道理，于是就发动吴中之兵起事。项梁派人去接收吴中郡下属各县，共得精兵八千人。又部署郡中豪杰，派他们分别做校尉、侯、司马。于是项梁做了会稽太守，项羽为裨将，去巡行占领下属各县。

秦二世二年（公元前 208 年）六月，陈胜被杀，项梁召集部下议事，居巢人范增前来告诉项梁，如果不立楚国后人而自立，一定不会长久。于是项梁听取范增的意见，在民间找到楚怀王之孙熊心，仍立为楚怀王。项梁自号武信君。

项梁统军在东阿大破秦军，另遣项羽、刘邦攻打城阳，破秦军于濮阳东，秦军被迫退入濮阳城内，项羽、刘邦又率军攻打定陶，斩杀秦将李由。项梁连破秦军，非常骄傲。而此时秦派了大量的援军支援章邯，章邯在得到援军后突袭项梁，项梁兵败被杀。项羽和刘邦攻打陈留不下，于是商议退军，项羽引军驻扎彭城西，刘邦驻军于砀。

（3）垓下之战，英雄气短

鸿沟和议后，项羽引兵东归，刘邦却趁这个时候突然撕毁盟约，追击项羽，想要把项羽一举消灭。但和刘邦约定一起出兵的韩信和彭越却没有来。项羽引兵反击刘邦，大破汉军，刘邦于是深沟高垒，坚守不出。

刘邦以加封土地为条件，说动韩信从齐地南下，占领楚都彭城和今天苏北、皖北、豫东等广大地区，兵锋直指楚军侧背，自东向西夹击项羽；梁王彭越率军数万从梁地出发，先南下后西进，于刘邦本部军共同逼楚军后退；汉将刘贾率军数万会同九江王英布，合兵十万，自淮北出发，从西南方发动对楚地的进攻，先克寿春，再攻下城父并将此城军民全部屠尽；而镇守南线的楚将大司马周殷却在此时叛楚，先屠灭六县，再与英布、刘贾会师，随后北上合击项羽；同时，得到关中兵丁补充的刘邦则率本部军二十万出固陵东进；汉军五路大军、合计近六十万之众，形成从西、北、西南、东北四面合围楚军之势，项羽被迫率十万楚军向垓下后撤。

刘邦以韩信引兵三十万为前军，将军孔熙为左翼、陈贺为右翼，刘邦率部跟进，将军周勃断后。项羽引兵十万，先与韩信大战，韩信军失利往后退却，令左右两翼包夹项羽军，项羽军抵敌不住，于是往后撤，韩信趁机反击，项羽军大败，退到壁垒坚守，刘邦乘胜领大军将项羽重重包围。

项羽军在垓下，不但兵少，而且粮草不够，又被刘邦几十万大军包围，于是率领八百骑兵趁夜突围。天亮后，汉军发觉项羽离去，于是命灌婴率五千精锐骑兵追击。等他渡过淮河，随从的骑兵只有一百多人了。来到阴陵时，项羽迷路了，他去问一个老农，老农回答："左。"往左去，陷入了一片沼泽，耽误了时间。汉军追了上来，经过一场激战，项羽又往东去，到达东城的一座山上，只剩下了二十八骑，而追击的汉军却有数千人。

（4）乌江自刎，英雄之殇

项羽觉得不能脱身，就对部下说："我从起兵到现在已经八年，经七十余战，抵挡我的人都被我攻破，我打击的人都表示臣服，未尝败北，遂称霸天下，现在困于此，不是我不会打仗，而是天要亡我！今日是要决死战了，我要为诸君痛快地一战，必定要胜利三次，为诸君击溃包围、斩将、砍旗，让诸君知道，是天要亡我，非我不会打仗。"于是他分骑兵为四队，此时，汉军围困数重，项羽对他的骑兵们说："我为你们杀掉对方一将！"于是他命令骑兵们分四面向山下冲，约在山东面会合。项羽大呼驰下，斩杀一汉将。赤泉侯杨喜追项羽，项羽大喝一声，杨喜的人马俱惊，退后数里！项羽与骑兵分为三队，汉军不知项羽在哪队，就也分三队包围。项羽飞驰而出，又斩杀一个汉将，同时杀近百人，再会合骑兵，仅损失两骑，项羽问："怎么样？"骑兵们钦佩地回答："和大王说的一样。"项羽一路逃到乌江，遇见乌江亭长。亭长劝项羽可以回到江东以图东山再起，但项羽以无颜见江东父老为由拒绝，并将自己坐下马赐予亭长。项羽于是下马步战，一口气杀了汉兵几百人，自己也受了十几处的伤，而后挥刀自刎。

（5）结语——项羽为何自刎

纵观项羽一生，风风雨雨几十年，什么风浪没见过，可为什么最后却落下个自刎的下场呢？咱今天不谈其他的因素，就谈谈他的本心，谈谈他的心境变化。因为一切的外在因素，都只是引起他自己心的变化。心境的变化才是他做出自刎这一选择的决定性因素。

项羽逃至乌江时，明明有回到江东的机会，明明有生还的可能，可他却放弃了。他为什么会做出这个选择呢？因为此时此刻，他的心已经死了，从他说出"天要亡我"就可以看出。心死之人，身死已是必然。那时那刻他已经没有了想活下去的欲望，他觉得是天要灭他，所以他放弃了。

2. 纳兰性德为何三十而终

纳兰性德生于 1655 年 1 月 19 日，卒于 1685 年 7 月 1 日。纳兰氏，原名成德，后改名为性德，字容若，号饮水、楞伽山人，满洲正黄旗，是清代最为著名的词人之一，与朱彝尊、陈维崧并称"清词三大家"。

（1）家世显赫，才华横溢

纳兰性德，他身上流淌着高贵的血液，相国公子，天生富贵，父亲是康熙朝武英殿大学士、一代权臣纳兰明珠，曾任康熙的内务总管、弘文院学士，后又历任兵部尚书、吏部尚书，直至武英殿大学士，累加太子太师，这是相当于其他朝代的宰相之职。母亲爱新觉罗氏是英亲王阿济格第五女，一品诰命夫人。其家族——纳兰氏，隶属正黄旗，为清初满族最显贵的八大姓之一，即后世所称的"叶赫那拉氏"。纳兰性德的曾祖父是女真叶赫部首领金石台。金石台的妹妹孟古嫁努尔哈赤为妃，生皇子皇太极。其家世之显赫，可以说是除了皇室最尊贵的家族了。

纳兰性德生于这样的显赫家族，从小就接受了良好的教育和文化熏陶，他个人又具"豪迈挺拔之材，勤勤学问"。他与大多数遛鸟逗狗、混吃等死的八旗子弟不同，其对荣华富贵的生活并不是十分热衷，不像那些纨绔子弟整日声色犬马，沉湎于风花雪月的温柔乡中，过着醉生梦死的生活，而是将个人的主要精力和大部分时间都投入到学习和钻研经史之中。自幼饱读诗书，文武兼修，十七岁就进入了国子监，在国子监中被祭酒徐文元赏识，推荐给内阁学士徐乾学。十八岁时参加顺天府乡试，考中举人。十九岁参加会试中第，成为贡士。康熙十二年，却因患"寒疾"在殿试的关键时刻不能参加，功亏一篑。二十二岁时，第二次参加进士考试，终于高中二甲第七名，被授予三等侍卫之职，后晋升为二等，再升为一等。后拜曾主持编修《明史》《大清一统志》《读礼通考》等书籍的徐乾学为师，又主持编纂了一部儒学汇编——《通志堂经解》，深受皇帝赏识，为今后发展奠定基础。

纳兰性德一个近乎完美的人，却称"我是人间惆怅客，不是人间富贵花"。他在那短暂的一生中，留下了大量传世的诗、词、文、赋等，其词清新隽秀、哀感顽艳，梁启超谓"容若小词，直追李主。"但是在他那传世佳作《饮水词》中，我们几乎找不到丝毫欢乐的词句，苍苍茫茫无边无际的感伤和愁绪几乎贯穿于每一词句之中。他亲生父亲纳兰明珠读了《饮水词》后，也忍不住老泪纵横慨然叹曰："这孩子他什么都有啊，为什么会这样不快活呢？"读到这里，我们也不禁疑惑，容若家世显赫，仕途坦荡，前途一片光明，怎么会在三十一岁时就郁郁而终呢？若是我们从情感方面解读一下容若，就不难理解他那一生为何那么短暂了。他的心早就死了，能活到三十一岁已是不易！

（2）千古伤心人，人间惆怅客

花丛冷眼，自惜寻春来较晚。知道今生，知道今生那见卿。天然绝代，不信相思浑不解。若解相思，定与韩凭共一枝。

这是纳兰性德抒发怀念心上人的一首词。据说纳兰性德在正式娶妻之前，曾有一个青梅竹马的心上人雪梅。雪梅是容若的表妹，由于雪梅自幼父母双亡，故而自小寄居在纳兰家。他的这位表妹冰清玉洁、才智过人。纳兰性德与其相知相爱，心心相印，私订终身。不幸的是他们的爱情遭到了纳兰母亲的强烈反对。不管纳兰和雪梅如何的苦苦哀求，其母都不为所动。其母固执地认为自幼父母双亡的雪梅是一个"丧门星"，即便她是自己的亲外甥女，也不能让自己最心爱的长子迎娶这种"不祥"的女子。

其母为了拆散他们，悄悄将雪梅送进了宫中。当容若得知表妹被自己的母亲送入宫中，并且以她出众的才貌，被选为皇帝的妃子。而雪梅表妹为了保全自己的清白，在宫中吞金自尽，这个噩耗不亚于一个晴天霹雳，他痛不欲生，大病了一场。这座给了他无限美好梦想的明府花园，从此不再是人间天堂。这段无疾而终、懵懵懂懂的爱情，给容若的打击无疑是巨大的，容若从此走上了填词之路，也许他只能在哀婉的词句中找到一点慰藉。

老天似乎并没有抛弃他，给了他第二次的欢愉。二十岁时，容若奉父母之命，和两广总督兼兵部尚书史兴祖之女、时年十八岁的卢氏成婚。虽然卢氏不像表妹那样贴心，但纳兰和正妻卢氏的感情倒也如胶似漆。然而，由于工作需要，纳兰常常入值宫禁或随皇帝南巡北狩，这对少年夫妻聚少离多，纳兰只好把万千情丝倾泻在词章里。但幸福的场景总是那么短，他们至真至美的爱情只持续了三年，卢氏就因产后受寒而去世。

纳兰悲痛欲绝，写下了一系列悼念亡妻的词章，声声啼血，字字连心。"瞬息浮生，薄命如斯，低徊怎忘？记绣榻闲时，并吹红雨；雕栏曲处，同倚斜阳。梦好难留，诗残莫续，赢得更深哭一场。遗容在，只灵飙一转，未许端详。重寻碧落茫茫，料短发，朝来定有霜。便人间天上，尘缘未断，春花秋月，触绪还伤。欲结绸缪，翻惊摇落，两处鸳鸯各自凉！真无奈，把声声檐雨，谱出回肠。"这首词我们今时读来仍觉肝肠寸断，容若心中的苦楚可想而知，爱妻的猝然离别让纳兰不能接受，刻骨铭心的思念难以自制，悲痛之剧烈，落在纸上，词情凄婉哀怨，字字凄怆滴血，纳兰至交顾贞观评其作"一种凄凉处，令人不能卒读。"

（3）人生若只如初见，何事秋风悲画扇

纳兰在卢氏去世后，又续取了官氏和颜氏，然而官氏的傲慢、颜氏的寻常给不起纳兰诗意的情怀，这位风流才子需要心灵深处的交谈，甚至隐隐地期待一位多情玲珑的红颜，替他解去身上的捆绳。直至其遇到了自己人生的第二位人生知己——沈宛。

情就是如此，有些人，相处了一生一世，却令人心如平湖，泛不起一丝波澜；有些人，只一次邂逅，一个眼神，就摄获了你今生的感动。纳兰和沈宛当属后者，在此之前，他们不曾想过会有这样一场相逢；在此之后，他们已不在乎还是不是昨天的自己。直到他们泛舟在湖上，交杯换盏，近得可以听到彼此的呼吸，纳兰才相信眼前的一切都是真的。在江南，他与一个诗样的女子邂逅，她开启了他储藏在心间的窖酿，与他一同品尝旧梦，再和往事干杯。她给他绿衣的春天，给他芬芳的模样，以及烟雨的柔肠。

总之他们邂逅在江南画舫，相知在绿纱窗下。她，剪水双眸，凝脂肌肤，手抚琴弦，撩拨一曲自谱的《长命女》："黄昏后。打窗风雨停还骤。不寐乃眠久。渐渐寒侵锦被，细细香消金兽。添段新愁和感旧，拼却红颜瘦。"他，风华正盛，气度翩然，指点文字，为她书写一阕《浣溪沙》："十八年来堕世间，吹花嚼蕊弄冰弦，多情情寄阿谁边？紫玉钗斜灯影背，红绵粉冷枕函偏。相看好处却无言。"他和沈宛在一起的日子，因为太美太轻，每天都像是梦。沈宛更为与众不同的是，她是江南女子，生于江南，长于江南，她身上独有的气质，是其余几个满族女子皆不能比拟的。他始终认为，他和沈宛在前世一定有过相逢，所以在今生初见时会有一见情深之感。他将沈宛安置在德胜门的一座别院里，俨然跟她过起了夫妻的恩爱生活。

然而，并不是所有的两情相悦都能够与之偕老的。康熙二十四年，纳兰性德一病不起，而后与好友一聚，一醉一咏三叹，七日后，年仅三十一岁的纳兰性德溘然长逝。

（4）小结——哀莫大于心死

纵观容若的一生，家世显赫，可以说含着金玉来到人世间。但什么事情都有两个面，显赫的家世给予了他荣华富贵的同时，也给他佩戴上了世家豪门的规矩枷锁。仕途坦荡却情路坎坷，不知是得是失？情路的坎坷给他带来了无限的痛苦，看着自己心爱的人一个个离自己远去，却又无能为力，此种悲痛不是亲身经历，谁又敢说能真切体会到呢？也许连他自己都不知道，他的心是在哪一次悲痛之中就已悄然死去。或许他早就对这个世界充满了失望，于是才有了后来的一病不起，黯然离世。也许对他来说，离世反而是一种解脱。

在我国几千年的历史长河中，这样的例子比比皆是，这里就不一一枚举了。哀莫大于心死，而身死次之。身体有了疾病还可以医治，生活中不乏接到医院病危通知书的人，凭着自己对生命的渴望，内心的不认命，坚强地撑过了一个又一个年头的人。但一个人若是心死了，就无可救药了。

养生不能只是养身，更要养心，身心健康才是真正的健康。《黄帝内经》有言："心者，君主之官也，神明出焉。""主明则下安，以此养生则寿。"《古今卫生要旨》云："养生家当以养心为先，心不病则神不病，神不病则人自守。"说明以养心神为先，心神平和，情绪稳定，脏腑和调，气血通畅，可以增强人体的抗病能力，就能保持身体健康，这是养生长寿的关键。故养生必先养心。

现实生活中，我经常会听到一些年轻人抱怨生活：工作永远做不完，家务天天无休止，有好多电话要接，好多事情要做；没时间谈恋爱，没时间吃早餐，没时间常回家看看……他们每天只顾着忙碌，只顾着眼前的利益，只知道盲目向前，而不知停下来思考，忘记了人生的目标，忘记了最初的梦想，忘记了规划自己的生活。我们无法让现实改变，但为何不试试改变自己，改变自己心态，改变自己的想法，尝试着用一颗闲心去干工作和生活中的忙事。这时也许你就会发现，事情虽然多，虽然确实很忙，但是你的心态不一样了，你的那些烦恼、抱怨少了许多，效率变高了，出错也少了，心情也变得非常好，整个人都不一样了。心态放正了，生活就处处充满阳光。

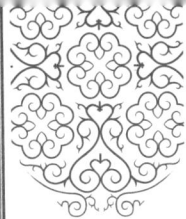

第十章

孟子『人皆可为尧舜』的生命启示

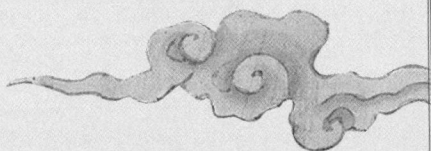

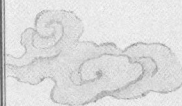

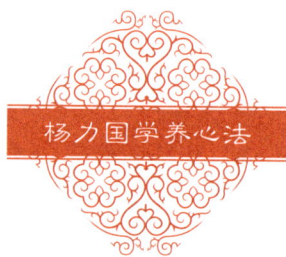

杨力国学养心法

一、"志者寿"之秘

"有志者，事竟成。"这是大家都耳熟能详的一句话。在生活中我们可以发现这么一个现象，心怀大志的人，往往精力充沛，做事十分有效率，每天忙忙碌碌，却好像从不知疲倦。并且他们的身体也很棒，好像从没听说过他们生过什么大病。一般人感冒，往往要难受好多天，身体困倦，精神不佳。而心有壮志之人，得了感冒之类的病症，根本就没怎么医治，带病工作，并且一两天就好了，和没事人似的，仿佛这些病症没给他们带来什么影响。这究竟是为什么呢？事实上这都是有原因的。

1. 肾藏志，肾盛则志强，肾虚则志弱

中医有五神脏之说，中医研究人的生命运动运用的是形神统一的研究方法，所以人身体中的五脏既有形脏，又有神脏。形脏是有形的脏，有具体的形态结构，形脏的功能都能落实到有形的脏上。神脏是无形的脏，没有具体的形态结构，神脏的功能不能落实到有形的脏上。心肝脾肺肾五脏的神脏功能分别为：心主神明，即心藏神；肺主宣发肃降，主治节，即谓肺藏魄；脾主运化升清，主统血，即脾藏意；肝主疏泄，即肝藏魂；肾藏精，主纳气，即为肾藏志。神、魂、魄、意、志是人的精神思维意识活动，都属于脑的生理活动的一部分。

什么是志？所谓志，通誌，即认识。在忆念积存的基础上形成的认识叫志。志是人体外在活动的一种表现，是精与神的综合表象。《灵枢·本神》中讲："故生之来谓之精，两精相搏谓之神，随神而往来者谓之魂，并精而出入者谓之魄，所以任物者谓之心，心有所忆谓之意，意之所存谓之志……"《类经·藏象类》中曰："意已决而卓有所立者，曰志。"《中西汇通医经精义·上

卷》更是明确指出："志者，专意而不移也。"意思就是说志有专志不移的意思。志由先天之精所生，后天水谷精微所养。

《灵枢·本神》中也说："肾藏精，精舍志。"肾精可以生髓，上充于脑中，髓海满盈，则人精神充沛，志的思维意识活动也就正常。若髓海不足，志就没有藏的地方，人就会精神疲惫，头晕健忘，志向难以坚持。所以说，有志的人，肾一定很棒。

肾气足，人就会身体健康，精神旺盛，脑力充足，从而表现出对知识和智慧的探索与追求的欲望，并且往往产生远大的志向，为实现志向不断提升能力和本事，创造最大的人生价值。肾气越是足的人志向越高远，创造的人生价值越大。若是一个人贪淫好色或者有其他的不良生活习惯，他的肾一定很虚，他也就会没有什么志向。即使有志向的人也会慢慢丧失志气，变得默默无闻、庸庸碌碌，甚至意志消沉，一蹶不振。

2. 肾是什么

（1）西医之肾

肾脏是我们人体的重要排泄器官，肾脏为成对存在，呈扁豆状，分别位于腹膜后脊柱两旁浅窝中。正常人的肾脏为红褐色，可分为内、外侧两缘，前、后两面和上、下两端。长 10~12cm、宽 5~6cm、厚 3~4cm、重 120~150g；左肾较右肾稍大，肾纵轴上端向内、下端向外，因此两肾上极相距较近，下极较远，肾纵轴与脊柱所成角度为 30° 左右。肾脏的一侧有一凹陷，叫作肾门，它是肾静脉、肾动脉出入肾脏以及输尿管与肾脏连接的部位。由肾门凹向肾内，有一个较大的腔，这个腔被称为肾窦。肾窦由肾实质围成，窦内含有肾动脉、肾静脉、淋巴管、肾小盏、肾大盏、肾盂和脂肪组织等。每个肾脏由 100 多万个肾单位组成。每个肾单位包括肾小球、肾小囊和肾小管三个部分，肾小球和肾小囊组成肾小体。

肾的主要功能是过滤血液形成尿并排出代谢废物，调节体内的电解质和酸碱平衡。肾脏具有内分泌功能，通过产生肾素、促红细胞生成素、前列腺素、激肽、活化维生素 D_3 等，参与调节血压、刺激骨髓造血和钙的代谢，肾脏在维持机体内环境稳定方面发挥着重要的功能。

（2）中医之肾

中医认为，肾的最主要的功能是"藏精"，就是把人的最精华的宝贝储存起来，封藏起来。并且肾还可主生殖与生长发育，主水，主纳气，生髓、主骨，开窍于耳，其华在发。由此可见，中医的肾比西医的肾脏要管得宽，宽多了。西医的肾只是一个实质性器官，而中医的肾却是一个复杂的集合体。

1）肾藏精，主人体的生殖与发育

精是构成我们人体的基本物质，也是人体各种功能运动的物质基础。这里的"精"分为"先天之精"与"后天之精"，都是人体至关重要的精华，作用也十分广泛。先天之精来源于父母之精，后天之精来源于脾胃化生的水谷之精，两者贮藏于肾，称为"肾精"。"肾精"是我们人体生长发育的生殖功能的物质基础，可以影响到人体各个脏腑的生理功能。肾精的充盈与否，直接关系到我们人体的生殖和生长发育的能力。《素问·上古天真论》中说："女子七岁，肾气盛，齿更发长。二七，而天癸至，任脉通，太冲脉盛，月事以时下，故有子。三七，肾气平均，故真牙生而长极。四七，筋骨坚，发长极，身体盛壮。五七，阳明脉衰，面始焦，发始堕。六七，三阳脉衰于上，面皆焦，发始白。七七，任脉虚，太冲脉衰少，天癸竭，地道不通，故形坏而无子也。丈夫八岁，肾气实，发长齿更。二八，肾气盛，天癸至，精气溢泻，阴阳和，故能有子。三八，肾气平均，筋骨劲强，故真牙生而长极。四八，筋骨隆盛，肌肉满壮。五八，肾气衰，发堕齿槁。六八，阳气衰竭于上，面焦，发鬓颁白。七八，肝气衰，筋不能动。八八，天癸竭，精少，肾脏衰，形体皆极则齿发去。"

意思是说，女子到了七岁，肾气盛旺起来，乳齿更换，头发开始茂盛。

十四岁时，天癸产生，任脉通畅，太冲脉旺盛，月经按时来潮，具备了生育子女的能力。二十一岁时，肾气充满，真牙生出，牙齿就长全了。二十八岁时，筋骨强健有力，头发的生长达到最茂盛的阶段，此时身体最为强壮。三十五岁时，阳明经脉气血逐渐衰弱，面部开始憔悴，头发也开始脱落。四十二岁时，三阳经脉气血衰弱，面部憔悴无华，头发开始变白。四十九岁时，任脉气血虚弱，太冲脉的气血也逐渐衰弱，天癸枯竭，月经断绝，所以形体衰老，失去了生育能力。男子到了八岁，肾气充实起来，头发开始茂盛，乳齿也更换了。十六岁时，肾气旺盛，天癸产生，精气满溢而能外泄，两性交合，就能生育子女。二十四岁时，肾气充满，筋骨强健有力，真牙生长，牙齿长全。三十二岁时，筋骨丰隆盛实，肌肉亦丰满健壮。四十岁时，肾气衰退，头发开始脱落，牙齿开始枯竭。四十八岁时，上部阳气逐渐衰竭，面部憔悴无华，头发和两鬓花白。五十六岁时，肝气衰弱，筋骨的活动不能灵活自如。六十四岁时，天癸枯竭，精气少，肾脏衰，牙齿头发脱落，形体衰疲。肾接受其他各脏腑的精气而加以贮藏，所以五脏功能旺盛，肾脏才能外溢精气。现在年老，五脏功能都已衰退，筋骨懈惰无力，天癸已竭。所以发鬓都变白，身体沉重，步伐不稳，也不能生育子女了。这充分地反映了肾的精气在主持人体生长，发育和生殖功能方面的作用。如果肾精亏损，则小儿发育迟缓，筋骨痿软，智力发育不全等；成年人则有早老早衰，头昏耳鸣，精力减退等；女子则有生殖器官发育不全，月经初潮来迟，经闭，不孕等；男子精少不育等。

2）肾主水

《素问·逆调论》说："肾者水脏，主津液。"肾主水液，主要是指肾中精气的气化功能，对于体内津液的输布和排泄，维持体内津液代谢的平衡起着极为重要的调节作用。我们人体津液代谢是一个复杂的生理过程，要通过肺、脾、肾、肝、三焦、膀胱等多个脏腑的协同作用才能完成。在正常生理情况下，津液的代谢是通过胃的摄入，脾的运化和转输，肺的宣散和肃降，肾的蒸腾气化，以三焦为通道，输送到全身的。经过代谢后的津液，则化为汗液、尿液和气排出体外。因此，肾中精气的蒸腾气化，实际上是主宰着整个津液代谢过程的。肺、脾等内脏对津液的气化，亦有赖于肾中精气的蒸腾气化；特别是尿液的生成和排泄，更是与肾中精气的蒸腾气化直接相关，而尿液的生成和排泄，在维持体内津液代谢的平衡中又起着极其关键的作用，故说肾主水液。《素问·水热穴论》所讲的："肾者，胃之关也，关门不利，故聚水而从其类也。上下溢于皮肤，故为胕肿。胕肿者，聚水而生病也。"就是说如果肾中精气的蒸腾气化功能失常，则既可引起关门不利，津液代谢障碍而发生尿少、水肿等病理变化，又可引起气不化水，而出现小便清长、尿量大量增加等病理变化。

3）肾主骨生髓

《素问·宣明五气》曰："肾主骨。"而《素问·阴阳应象大论》中讲道："肾生骨髓"。《素问》之所以中这么说，是因为肾主藏精，而精能生髓，髓居于骨中，骨赖髓以充养，肾精充足，则骨髓的生化有源，骨骼得到髓的充足滋养而坚固有力。如果肾精虚少，骨髓的化源不足，不能营养骨骼，便会出现骨骼脆弱无力，甚至发育不良。小儿囟门迟闭，骨软无力，都可以用补肾的药物，加速骨质的生长和愈合来治疗。髓有骨髓和脊髓之分，脊髓上通于脑，故而《灵枢·海论》说："脑为髓之海。"脑的功能是主持精神思维活动，故又称"元神之府"。因脑髓又赖于肾精的不断化生，如肾精亏虚者，除出现腰酸腿软等症外，还会出现头晕、失眠、思维迟钝等症状。而"齿为骨之余"，牙齿也有赖于肾精的充养，故某些牙齿的疾患也与肾有关，若肾精充足，则牙齿坚固。如小儿生牙过晚，成人牙齿松动、容易脱落等，均为肾精不足的反映。临床上由于肾虚引起的的牙痛齿摇，用补肾的方法治疗常获得疗效，就是用的这个原理。

4）肾主纳气

纳，即收纳、摄纳的意思。肾主纳气，就是说肾具有摄纳肺所吸入的清气，防止呼吸表浅的生理功能。虽然人体的呼吸由肺来完成，但中医理论认为呼吸功能还与肾密切相关。具体表现为，由肺吸入的清气必须下达到肾，由肾来摄纳之，这样才能保持呼吸运动的平稳和深沉，从而保证体内外气体得以正常交换。呼吸出入的气，虽主在肺，但根在肾。肾气足所以肺气充，反过来讲，肾气亏损就不能助肺吸气，患者就会产生呼多吸少，并且有吸气不能到达丹田的感觉。无论是肾气虚衰、摄纳无权、气浮于上，还是肺气久虚、久病及肾，都会导致肾气的纳气功能失常，出现呼吸表浅，或呼多吸少、动则气喘等病理表现，称为"肾不纳气"。

5）肾主命门之火

"命门"，即生命之门。肾主命门之火是说肾有主管人体生命活动的根本动力的功能。肾有肾阴、肾阳，命门之火就是肾阳，又称元阳、真阳等，它是维持生命活动的动力源泉。命门之火有滋养和推动各脏腑功能，暖脾运化，助肺吸气，促进生殖功能成熟，促进生长发育，推动水液运行和气化等作用。若命门火衰、不暖脾胃则可引起五更泻或久泻，或阳痿早泄、滑精、女子月经不调等证候。若命门火旺（相火旺），则见遗精、性欲亢进、虚烦不寐等。

6）肾开窍于耳及二阴

《素问·阴阳应象大论》中讲到肾"在窍为耳"，《灵枢·脉度》又指出："肾气通于耳，肾和则耳能闻五音矣。"耳为肾之官，肾精足则听觉聪灵，肾精虚则两耳失聪。通过听觉的变化，我们一般也可以推断出肾气的盛衰情况。二阴，即前阴（外生殖器）和后阴（肛门）。前阴是排尿和生殖的器官，后阴是排泄粪便的通道。因为肾主水，所以尿液的排泄虽在膀胱，但必须依赖肾的气化才能完成。因此，凡是尿频、遗尿、尿失禁、尿少或尿闭等，均与肾的主水功能失常有关。粪便的排泄本是大肠传化糟粕的功能，但亦与肾的气化有关，肾虚会出现大便异常，老年人的便秘需要补肾，顽固性的泄泻也与肾虚不藏有关，也需要补肾固摄以止泻。所以说，肾开窍于二阴。

7）肾，其华在发

《素问·六节藏象论》："肾者……其华在发。"华，有荣华外露之意。发，即头发，又名血余。发之营养来源于血，故称"发为血之余"。但发的生机根源于肾。因为肾藏精，精能化血，精血旺盛，则毛发壮而润泽。由于发为肾之外候，所以发的生长与脱落、润泽与枯槁，与肾精的关系极为密切。一般说来，青壮年精血充盈，则发长而光泽；老年人精血多虚衰，毛发变白而脱落；而未老先衰，头发枯萎，早脱早白者，与肾中精气不足和血虚有关。

3. 志者肾好，肾好则寿

肾，含有肾阴与肾阳。肾阴又叫"元阴""真阴"，是人体阴液的根本，对各脏腑组织起着濡润、滋养的作用。肾阳又叫"元阳""真阳"，是人体阳气的根本，对各脏腑组织起着温煦、生化的作用。总而言之，肾是人体重要器官之一，乃先天之本。肾脏功能是否正常，对安康长寿有着重要作用。

一个人只有肾好、肾气充足，他才会身体棒、精力充沛，从而有精力、有能力、有条件去长时间坚持一件事情，不懈地追求自己的理想，成为大家眼中的一位志者。同样的，一位志者，必然精力充沛，身体很棒。《礼记·大学》："古之欲明明德于天下者，先治其国；欲治其国者，先齐其家；欲齐其家者，先修其身；欲修其身者，先正其心；欲正其心者，先诚其意；欲诚其意者，先致其知，致知在格物。物格而后知至，知至而后意诚，意诚而后心正，心正而后身修，身修而后家齐，家齐而后国治，国治而后天下平。"而前提是有一个好身体，身体是革命的本钱，有一个好身体才能成就大业。

二、"志者寿"的故事与生命启示

有志之人，肾必好；肾好之人，必长寿。在我国长达几千年的历史画卷中，有许许多多的志人寿者留下了他们浓墨重彩的一笔，成为了传世不朽之人物，我们后来之人往往穷极一生也难以望其项背。我们怎样才能紧随先贤的脚步，且不说成就不朽传奇了，至少成为那"尽终其天年"之人呢？就让我们吸取前圣先贤们成功的经验，用他们的智慧来指引我们前进的方向。

1. 志且寿者——药王孙思邈

（1）生平简介

中国古代著名的医学家孙思邈，生于公元541年，生于一个贫穷农民的家庭。我们的药王年幼时身体可不太好，简直就是个药罐子，自述"幼遭风冷，屡造医门，汤药之资，磬尽家产。"正是由于孙思邈幼年身患疾病，经常请医生治疗，花费了很多家财，于是，他便立志从医，真可谓是机缘巧合，若非年幼便疾病缠身，我们弄不好就要失去了一位药王呢。

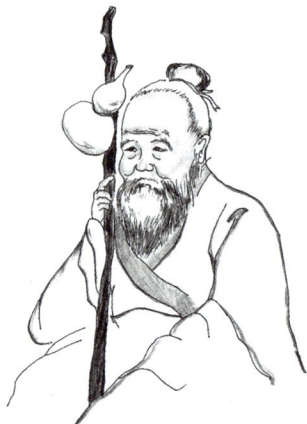

孙思邈年少便勤勉好学，天资聪慧。其7岁的时候，就已经认识了一千多字，且记忆力超群，每天能背诵上千字的文章。据《旧唐书》记载，西魏大臣独孤信对孙思邈十分器重，称其为"圣童"。孙思邈在18岁时立志究医，并且颇有心得，邻里亲友患病了，他都能或多或少地缓解或治愈病患。到了20岁，孙思邈就能侃侃而谈老子、庄子的学说，并精通道家典籍，已经能够开始为乡邻治病救厄了。

北周静帝时，杨坚执掌朝政，欲召孙思邈任国子博士，孙思邈无意仕途功名，唯愿一心致力于医学，他认为做高官太过世故，失去了自由随性，所以固辞而不接受官职。

隋开皇元年（公元581年），由于当时社会不太安定，孙思邈就隐居在太白山中。他一方面下功夫钻研医学著作，一方面亲自采集草药，研究药物学。他认真研读《黄帝内经》《伤寒杂病论》《神农本草经》等古代医书，同时广泛收集民间流传的药方，热心为人治病，积累了许多宝贵的临床经验。他不断从理论到实践，再由实践经验中提炼出新的医药学研究成果，以毕生精力撰成了医学著作《千金要方》和《千金翼方》。他在这两本书中记录了八百多种药物和五千三百多条药方，给我们留下了民间防病治病的丰富经验。这两本书集当时和前代医药学之大成，为我国中医药科学的发展做出了卓越的贡献。

唐太宗即位后，曾召孙思邈入京师长安一见，虽然当时孙思邈已经是80多岁的高龄了，但他的容貌气色、身形步态皆如同少年一般。唐太宗看后十分感叹，便说道："所以说，有道之人真是值得人尊敬呀！像羡门、广成子这样的人物原来世上竟是有的，怎么会是虚言呢？"唐太宗当即便要授予孙思邈爵位，但孙思邈仍是不肯接受，自己坚持要回到乡间为民医病，悬壶济世。

唐高宗显庆四年（公元659年），此时已经119岁的孙思邈又被接到帝都，高宗欲拜其为谏议大夫，这次他虽留住在长安，但仍不愿做官。碍于情面就推荐了自己的徒弟刘神威入朝，说徒弟好学、年轻有为，高宗就立即安排刘神威进了太医院。

上元元年（公元674年），已经134岁的孙思邈因年高有病，向皇帝恳请返回故里。高宗不但特赐他许多奇珍异宝，还将已故的鄱阳公主的宅邸送于孙思邈居住。当时的社会名流宋令文、孟诜、卢照邻等文学大家都十分尊敬孙思邈，以待师长的礼数来侍奉他。

唐永淳元年（682年），一代药王孙思邈与世长辞，享年142岁。留下遗嘱：要薄葬，不要焚烧那些纸扎的阴间器物，祭祀时不宰杀牲畜。他死后一个多月，容颜还和活着的时候一样，当抬他的尸体放入棺中时，给人的感觉就像抬的是空衣服一样。

孙思邈死后，人们将他隐居过的山改名为"药王山"，并在山上为他建庙塑像，树碑立传。每年农历二月初三，当地群众都要举行庙会，以纪念孙思邈为我国医学所做出的巨大贡献。

（2）药王的巨大贡献

孙思邈不仅精于内科，而且擅长妇科、儿科、外科、五官科。他首先主张治疗妇女儿童疾病要单独设科，此外，他对针灸术也颇有研究，以针灸作为药物的辅助疗法。他主张"良医之道，必先诊脉处方，次即针灸，内外相扶，病必当愈"，认为医生对疾病实行综合治疗。孙思邈很重视研究常见病和多发病。例如，山区人民由于食物中缺碘，易患甲状腺肿大病（俗称粗脖子），经过长期观察和探索病因和治疗办法，他认为这种病是由山中的水质不洁净引起的，所以就用海藻等海生植物和动物的甲状腺来治疗，取得了较好的效果。并且他在太白山中居住时，亲自采集药材，研究药物性能。他认为适时采药极为重要，早则药势未成，晚则药势已竭。他凭自己的经验，确定出233种药物的适当采集时节。

孙思邈一生中创造了二十四个第一：第一个完整论述医德的人；其医学巨著《千金方》是中国历史上第一部临床医学百科全书，被国外学者推崇为"人类之至宝"；第一个倡导建立妇科、儿科的人；第一个麻风病专家；第一个发明手指比量取穴法；第一个创绘彩色《明堂三人图》；第一个将美容药推向民间；第一个创立"阿是穴"；第一个扩大奇穴，选编针灸验方；第一个提出复方治病；第一个提出多样化用药外治牙病；第一个提出用草药喂牛，而使用牛奶治病的人；第一个提出"针灸会用，针药兼用"和预防"保健灸法"；

系统、全面、具体论述药物种植、采集、收藏的第一人；第一个提出并试验成功野生药物变家种；首创地黄炮制和巴豆去毒炮制方法；首用胎盘粉治病；最早使用动物肝治眼病；第一个治疗脚气病，并最早用榖树皮煎汤煮粥食用，预防脚气病和脚气病的复发，比欧洲人早一千年，榖树皮富含维生素 B_1；首创以砷剂（雄黄等）治疗疟疾病，比英国人用砒霜制成的孚勒氏早一千年；第一个提出"防重于治"的医疗思想；首用羊靥（羊甲状腺）治疗甲状腺肿；是中国历史上第一位深入民间，向群众和同行虚心学习、收集校验秘方的医生；第一个发明导尿术的人。

另外孙思邈的医德之高比起他在医学上的贡献有过之而无不及。其所作的《大医精诚》言："凡大医治病，必当安神定志，无欲无求，先发大慈恻隐之心，誓愿普救含灵之苦。若有疾厄来求救者，不得问其贵贱贫富，长幼妍媸，怨亲善友，华夷愚智，普同一等，皆如至亲之想，亦不得瞻前顾后，自虑吉凶，护惜身命。见彼苦恼，若己有之，深心凄怆，勿避险巇、昼夜、寒暑、饥渴、疲劳，一心赴救，无作功夫形迹之心。如此可为苍生大医，反此则是含灵巨贼。自古名贤治病，多用生命以济危急，虽曰贱畜贵人，至于爱命，人畜一也。损彼益己，物情同患，况于人乎……能不用者，斯为大哲，亦所不及也。其有患疮痍、下痢，臭秽不可瞻视，人所恶见者，但发惭愧凄怜忧恤之意，不得起一念蒂芥之心，是吾之志也……又到病家，纵绮罗满目，勿左右顾眄，丝竹凑耳，无得似有所娱，珍羞迭荐，食如无味，醽醁兼陈，看有若无。所以尔者，夫一人向隅，满堂不乐，而况病人苦楚，不离斯须，而医者安然欢娱，傲然自得，兹乃人神之所共耻，至人之所不为，斯盖医之本意也……所以医人不得恃己所长，专心经略财物，但作救苦之心，于冥运道中，自感多福者耳。又不得以彼富贵，处以珍贵之药，令彼难求，自炫功能，谅非忠恕之道。志存救济，故亦曲碎论之，学者不可耻言之鄙俚也。"此文真是从方方面面给医生的行为定下了准则，真可谓细致入微，从中即可看出药王医德之高，至今仍令人叹服。

药王一生活了 142 岁，时至今日，还有好多人连他的一半都活不到。试问谁不愿意活那么久呢？可又有几人能活那么久呢？我们究竟应该怎么做才能为自己增寿，为社会多做贡献呢？我们究竟怎样才能成为一个长寿的志者呢？

2. 肾藏志，壮志当强肾

（1）饮食补肾，好肾是吃出来的

当今社会，越来越多的人步入肾虚行列，年龄层也越来越年轻化，很多年轻人都不知不觉成为肾虚的一员。下面为大家推荐八款补肾食疗方，固本培元，让你血气足、气色好。

1）海参杞参汤

材料：海参 150g，党参 15g，枸杞子 15g。

制作方法：将上述材料洗净后，一起放入锅中煮 60 分钟左右，然后依据个人口味加入味精、油、盐等调味品适量，即可吃参喝汤。

功效：补气益肾，生精养血。适用于气虚乏力、面色萎黄、头晕眼花、腰膝酸软、阳痿、遗精、小便频数等症。

2）海参煲鸭汤

原料：海参 200g，约 800g 老鸭一只。

制作方法：将鸭去毛去杂、洗净，与海参一同加水慢炖 60 分钟左右，鸭肉熟后，加入食盐、味精、葱花、姜末等适量即可食用。

功效：养阴益肾。适用于肾阴亏虚、肝肾不足之腰膝酸软、阳痿遗精、头目昏花、手足心热、失眠多梦等。

3）黄精枸杞牛尾汤

材料：带皮牛尾 1 条（约 750g），黄精 20g、枸杞子 50g，覆盆子 10g，芡实 10g、龙眼肉 10g，精盐 7.5g，姜 30g。

制作方法：枸杞子分为两份，一份 25g 水煮取浓缩汁 25g，另一份用清水洗净。牛尾刮洗干净，剁成段，放入开水锅内氽一下，取出洗净，姜切片。将牛尾、黄精、覆盆子、芡实、姜、枸杞子25g放在瓦罐内，加入清汤、料酒、味精、酱油、精盐，用武火烧滚后，再加入枸杞子浓缩汁25g，转用文火炖烂取下，拣出姜、葱，连瓦罐上桌食用。

功效：补肝肾，强筋骨。适宜于肾虚者，如男子阳痿、早泄，女子月经不调、性欲减退、腰膝酸痛等症。

4）田鸡粥

原料：白米150g，田鸡300g，精盐、芫荽、葱、姜、芡粉各适量。

制作方法：①将芫菜洗净，切成末。葱洗净切碎。姜洗净切成片待用。白米淘洗干净，沥干水，用少许盐和生油拌匀腌制。②煲洗净置大火上，注入清水2500g。待煲内水滚沸，下米入煲，待再滚，改用小火继续煲煮，并经常搅动。③田鸡去皮去内脏，洗净斩成块，加姜片、精盐、生油、芡粉拌匀腌制待用。④白米粥煲1个半小时后，放进田鸡块，待再滚沸后，下盐调好味，再略滚片刻即可成，食时加葱花和芫荽末

功效：补虚强精，退热，益气。

5）瘦肉粥

原料：白米200g，半肥瘦猪肉100g，猪腰1个，猪肝50g，粉肠200g，猪心1个，瑶柱15g，精盐、味精、芡粉各适量，葱花少许。

制作方法：①将瑶柱用温水浸透至软，撕成细丝。白米淘净，沥干水，加少许精盐、生油拌匀腌制待用。②将粉肠用盐、醋两面捏揉，搓洗干净，用清水浮；洗干净，待用。③煲洗净，注入清水2500g；置大火上，待滚沸，下白米、瑶柱，再次滚沸后加进粉肠，改用小火煲煮，并经常搅动。④猪肉洗净，剁成茸，加芡粉拌匀，捏成小肉丸，待用。⑤猪腰剖成两半，剔去臊筋，切成片，加些醋和盐捏匀，腌10分钟，放进清水里浸漂。猪肝切成片，用清水洗去血水，再加些醋和盐拌匀，腌10分钟，放进清水里浸漂。⑥粥煲

约 1 小时后，取出粉肠，切成段，放入再煲半个小时后，放进猪腰片、猪肝片、肉丸拌匀，待再滚后，用精盐、味精调味，即可装碗。食时加些熟咸蛋粒和葱花。

功效：滋补强肾，补虚。

6）丹参红花炖乌鸡

材料：乌鸡 800g，丹参 10g，红花 6g，川贝母 15g，味精 3g，姜 5g，大葱 6g，盐 5g，胡椒粉 2g，料酒 10g。

制作方法：①将乌鸡宰杀后，去毛、内脏及爪；将丹参润透，切成薄片；②将川贝母去杂质，切成大颗粒；红花去杂质，洗净；将姜拍松，将葱切段；③将乌鸡、川贝母、红花、丹参、姜、葱、料酒一同置于炖锅内，加入 2800 毫升清水；④将炖锅置武火上烧沸，再用文火炖煮 35 分钟；加入盐、味精、胡椒粉搅匀即成。

功效：乌鸡是女人养生滋阴、补肾的首选美味食物。乌骨鸡做菜或者是煲汤，都对女性健康非常有好处，不但可以滋阴养颜，还可以气血双补。

7）板栗煲鸡汤

材料：鸡肉 100g，生姜 5g，枸杞子 10g，板栗 15～20 粒。

制作方法：①将整鸡剁成寸块，选有骨肉 100g，在开水中焯一下，放入汤锅内。②把枸杞子、板栗、生姜依次放入锅中，倒入高汤适量。大火烧开后，文火再煲 1 小时。出锅时，调入精盐，即可食用。

功效：鸡肉可益气补血，治脾胃虚弱；生姜可发汗散寒、止呕解毒；枸杞子可补肾益精、养肝明目；板栗可益气养胃补肾，对大便稀软有治疗作用。这道板栗煲鸡汤，对体乏气短、肾虚腰痛，有较好的滋补疗效。

8）四黑粉

材料：黑豆（炒熟）、黑米（炒熟）、黑芝麻（炒熟）、核桃（炒熟）各 500g。

制作方法：将以上食材打成粉末状，取新鲜的保鲜袋将四黑粉包装成一小包放进冰箱，天天早晨取一份，用开水冲熟放进少许蜂蜜即可食用。

疗效：黑豆、黑米、黑芝麻及核桃都具有强肾健气的效果。不少年轻人平时工作繁忙，不一定有时间天天给自己做补肾大餐吃，但是四黑粉是把具有补肾效果的食用品打成易吃的粉状，吃的时候冲调即可，即使出差也可以随身携带，相当方便。

（2）穴位按摩护肾腰

1）揉命门穴：以两手掌心上下推揉命门穴（第二、三腰椎棘突间）20次，感觉到局部温热最好。

2）揉腰眼：双脚与肩同宽，两手按腹部两侧，拇指向前，用中指按至腰眼（第四腰椎棘突下，旁开3寸凹陷处），各旋转按压30次。

3）揉太溪穴：用拇指稍用力按压左右踝太溪穴（内踝尖与跟腱的中点），左右各旋按20次。

4）揉关元穴：关元穴位于脐下3寸处，属于沿头面正中贯穿胸腹的任脉。所谓"任脉"，是指不论男女都与其生殖系统有密切关系的一支经脉，任脉上有不少具有强精壮阳效果的穴位。可用指压法按摩刺激关元穴，或是交替用左右手绕脐旋转按摩腹部，刺激任脉上的有关穴位。

5）揉涌泉穴：涌泉穴位于足掌心，属于足少阴肾经。用拇指稍用力按压两侧底足涌泉穴（足底前1/3凹陷处），左右旋按各30次。刺激该穴，有助于性功能。

6）揉三阴交穴：三阴交穴本身属于脾经，位于胫骨内侧、脚内踝上约10cm处。用拇指稍用力按压两侧三阴交穴（内踝上3寸处），左右各旋按压20次。经常用手指按摩此穴可增强男子性功能。

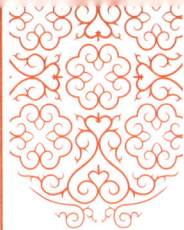

第十一章

老子知足常乐的生命启示

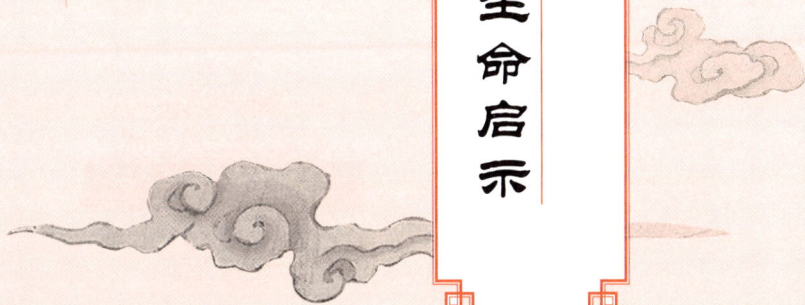

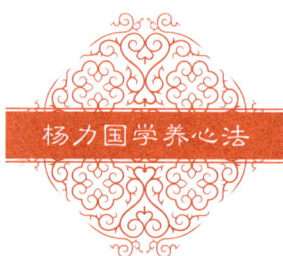

杨力国学养心法

❦ 一、"乐者寿"之秘 ❦

人们常常说："笑一笑，十年少。"我国古典医著《黄帝内经》中也提到过，心坦喜乐者，形体不易衰老，精神不易损耗，可以延年益寿，甚至可以活到百岁。民谚有云："一个丑角进城，胜过一打医生。"这句话固然有其夸张的一面，但从养生保健的角度而言，则是人们对乐有益于身心健康的高度评价和总结。高尔基说："只有爱笑的人，生活才能过得更美好！"快乐是良好的健身运动，是神奇的保健品，是人们欢乐情绪的表现，优美自然！悲伤引起病魔，快乐走向健康！善乐者则长寿。善乐者为什么长寿呢？因为人的情志与自身的身体健康密切相关。

1. 情志决定健康之秘

什么是情志？《说文解字》言："情，人之阴气，有欲者；志，意也。"《灵枢·本神》中讲："任物者谓之心，心有所忆谓之意，意之所存谓之志，因志而存变谓之思，因思而远慕谓之虑，因虑而处物谓之智。"所以情志也就是人心所存的忆，由心而发为喜怒哀乐等情绪的过程和表现。中医中所谓情志，即指喜、怒、忧、思、悲、惊、恐等人的七种情绪。

《黄帝内经》曰："有喜有怒，有忧有丧，有泽有燥，此象之常也。"意思是说，一个人有时高兴、喜笑，有时发怒、忧愁、悲伤，好像自然界气候的变化有时候下雨、干燥一样，是一种正常的生命现象。喜、怒、忧、思、悲、恐、惊这七种情感或者心情，在正常的范围内，不会对人体产生什么危害，也不会引起身体的某种病变。但什么事情都有两面性，既能有利于人，也能有害于人。人的情绪、情感的变化，对我们的健康亦是有利有弊。正如《养性延命录》所说："喜怒无常，过之为害。"七情太过，则能导致人发生多种疾病。《金匮要略方论》中讲："千般疢难，不越三条。"这三条指的就是六淫、七情、饮食劳伤。六淫，是指风、寒、暑、湿、燥、火六种邪毒；七情，是指喜、怒、忧、思、悲、恐、惊七种情志；饮食劳伤，是指饮食不节，起居不慎。下面我们就来讲一讲七情究竟是如何致病的。

（1）狂喜的危害

"十年久旱逢甘露，千里他乡遇故知，和尚洞房花烛夜，捐生金榜题名时"就是古时人们所总结的人生四大喜。这种突然的狂喜，可导致"气缓"，原理就是：心声为笑，心志为喜，心五行为火，火气主浮，一浮即降。浮而不降，则病生焉。狂喜可以使我们心气涣散，进而导致血运无力而瘀滞，便出现心悸、心痛、失眠、健忘等一类病症。清代医学家喻昌写的《寓意草》里记载了这样一个案例："昔有新贵人，马上扬扬得意，未及回寓，一笑而逝。"《岳书传》里的牛皋因打败了完颜兀术，兴奋过度，大笑三声，气不得续，当即倒地身亡。由此可见过喜对人体健康不利。曾有一个患急性心肌梗死的患者，本来经过住院治疗，他的病情已经好转。可令人伤心的是出院的那一天，他突然见到远在千里之外的儿子从外地赶来接他，兴奋过度而倒在地上死了。这些例子都已说明，狂喜对我们的健康危害极大。

（2）忧愁的恶果

忧是对外界事物担心的一种程度，表现为双眉紧锁、额部肌肉收缩、思维定向（只思虑他所考虑的问题，不想其他）。表现在情绪上，失去欢乐，悲伤恸哭，气怯神弱。轻者，愁眉苦脸，闷闷不乐，少言少语，忧郁寡欢，意志消沉，独坐叹息；重者，难以入眠、精神委顿或紧张，心中烦躁，并会导致咳喘、噎逆、呕吐、食呆、失眠、便秘、阳痿、癫痫等症，甚至诱发癌症或其他疑难重症。俗话说得好："多愁多病，越忧越病。""忧愁烦恼，使人易老。""愁一愁，白了头。"

伍子胥是楚国太师伍奢的儿子，当时在位的楚国国君是楚平王，起初楚平王对伍奢信任有加，将伍奢官位从大夫提升到太师。但是后来楚平王信奸人费无忌的谗言，要杀伍奢。结果毫不知情的伍奢被杀，幸运的伍子胥则得以脱逃。当逃至昭关这个吴楚两国交界的地方，伍子胥看到士兵在一个个盘查，检查得非常严格，而且他的画像已经被楚平王找来的画工画出来贴在各个城楼墙壁上，见到此处检查如此严格，他心里便开始忐忑。因为一直找不到办法渡过这个关卡，所以伍子胥只能白天躲藏在没人的地方，整日想着要用什么办法混过去，竟一夜之间愁白了头。

（3）暴怒的恶果

怒，是人的一种心理状态，是人的本能，指人对某种事物强烈不满的心理表现。怒本是一种很常见、很普遍的情绪，但暴怒或怒气太盛则会有害我们的身体健康。可表现为暴跳如雷、拍桌大骂、拳打脚踢、伤杀人畜、毁坏器物。轻者会肝气郁滞，食欲减退；重者便会出现面色苍白、四肢发抖，甚至昏厥死亡。

《三国演义》诸葛亮用计三次气死周瑜：一气周瑜。周瑜和诸葛亮约定，如果周瑜夺取南郡失败，刘备再去取。周瑜第一次夺取失利受伤，但是又将计就计，打败了曹兵。谁知诸葛亮却乘机夺取了南郡等地，既没有违约，又夺取了地盘。二气周瑜。刘备的夫人死后，孙权按照周瑜的计策假装把自己的妹妹孙尚香许配给刘备，想把刘备骗到东吴，再将其杀害。谁知吴国太（孙权的母亲）看中了刘备，不仅不许孙权杀他，还真要把孙尚香许配给他。周瑜便想让刘备长期与诸葛亮、关羽、张飞等人隔开，并且用声色迷惑刘备，使之丧失得天下的雄心，但是失败了。诸葛亮又使计让刘备安然地回到了荆州，并且让周瑜中了埋伏，还让士兵讥讽周瑜"周郎妙计安天下，赔了夫人又折兵"。让周瑜气得吐血。这也就是现在"赔了夫人又折兵"这句俗语的由来了。三气周瑜。刘备向东吴借取荆襄九郡，图谋发展壮大自己，然而东吴怕养虎为患，等刘备强大后势必对自己构成威胁，三番五次要求其归还荆州。

刘备和诸葛亮就以攻取西川后，必还荆州为由，但迟迟不攻取，此举令周瑜气急败坏，遂想出了过道荆州帮助刘备攻取西川。因为欲攻取西川必须途经荆襄，可见周瑜实则是为了攻取荆州。此计却被诸葛亮识破，使得周瑜被围，周瑜气急又加之旧伤复发，不治身亡。也许这故事有水分，但凡事都是有根写的，就算写小说也不例外，毋庸置疑的是，怒大伤身。

（4）过思致病

思，汉字的释义为思想、思念、考虑、动脑筋等，总之就是集中精神考虑问题，但思虑过度也会导致多种病症。思则气结；气结，脾气郁结之意。思为脾之志。思考本是人的正常生理活动，若思虑太过，则可导致气结于中，脾气郁结，中焦气滞，水谷不化，而见胃纳呆滞、脘腹痞塞、腹胀便溏，甚至肌肉消瘦等。思发于脾而成于心，思虑太过，不但伤脾，也可伤心血，使心血虚弱、神失所养，而致心悸、怔忡、失眠、健忘、多梦等。

我们在生活中常常会遇见这样的现象：比如说我们遇到一件棘手的事，或是一个困难的问题，在百思不知其解，或冥思苦想后，就会感觉吃东西也不香甜。再有就是我们常说的"相思病"，也会出现这种情况。有这样一个小伙子爱上了一个姑娘，可是他们家里人死活就是不同意，不让他们见面。小伙子天天思念这个姑娘，最后饭也吃不下，人也瘦了。这都是思虑过度伤了脾胃，脾胃虚弱不能正常消化吸收人体所摄入的物质，人就会变瘦。另外，很多孩子在高考期间，也会吃不好、睡不香，这也是思虑太过所致。所以要想提高记忆力，除了学会健康用脑，不能过度疲劳外，还得健脾益智。这时可以在高考之前多吃一些山药、芡实、香菜及豆类食物，以健脾。

（5）悲哀的不幸结局

悲，是指悲伤、悲痛、悲哀，如幼年丧母、中年丧偶、老年丧子；或者是失恋；或者是丢失了心爱的珍贵物品，或者是遭劫受灾等，都会感到非常难过和伤心，伤心到极点便会变成沮丧和绝望。总之，悲的产生与失去所追求、所盼望的事物和目的有关；悲哀的程度与失去的事物的价值有关。若悲哀太甚，可致心肺郁结、意志消沉。《黄帝内经》说："悲则气消。"气消，肺气消耗之意。悲忧为肺之志。悲，是伤感而哀痛的一种情志表现。悲哀太过，往往通过耗伤肺气而涉及心、肝、脾等多脏的病变。如耗伤肺气，使气弱消减、意志消沉，可见气短胸闷、精神萎靡不振和懒惰等。

在我坐诊期间，曾有过这么一个因悲痛过度而至闭经案例。一位姓李的女子，38岁，其母患胃癌，先后经手术、化疗，该患者特别孝顺，在其母治疗期间始终陪伴母亲，最终其母不治而亡。由于其伺候母亲过于劳累，疲劳乏力，月经量逐渐减少。但她无暇顾及自己，在其母亲亡故后，又忙于丧事，加之过于悲痛，已近2个月未来月经。就诊时，患者面色萎黄不华，气短乏力，心慌胸闷，食少纳呆，眠浅多梦，大便二三日一行，舌苔厚而白，脉沉弱。综合四诊病史、病因，当属过劳过悲耗伤气血，导致气血两虚、月经不潮。我给她开了一些益气养血、活血通经的药，并嘱咐她不要过度悲伤，月余后终于恢复正常。

（6）受惊的危害

惊，是指突然遇到意外、非常事变，心理上骤然紧张，如耳闻巨响、目睹怪物、夜做噩梦等都会受惊。受惊后可表现为颜面失色、神飞魂荡、目瞪口呆、冷汗渗出，肢体运动失灵，或手中持物失落，重则惊叫，神昏僵仆，二便失禁，常谓如"惊弓之鸟"。几乎谁都有这样的体验，惊慌时会感到心脏怦怦乱跳，这是情绪引起交感神经系统处于兴奋状态的缘故。血压升高，也是最常见的表现。

有人曾做了这么一个实验，特制了一张靠背椅，一按电钮，椅背便立刻向后倾。让受试者紧靠椅背而坐，并测量血压；随后突然按动电钮，椅背立刻倒下，这人突然受惊，血压便骤然上升。科学实验表明，由惊恐所致血压升高，大多表现为收缩压升高，其机理是心脏搏出的血量增加。突然的惊吓对有心脏病的患者来说简直就是灾难，每年因突然惊吓而死亡的心脏病患者都不在少数。

（7）大恐的不良后果

恐，是指恐惧不安、心中害怕、精神过分紧张。例如临深渊、履薄冰、人将捕之等皆可致恐。严重者亦可导致神昏、二便失禁。《灵枢·本神》中讲："恐惧而不解则伤精，精伤则骨酸痿厥，精时自下。"就是说恐惧过度则消耗肾气，使精气下陷不能上升，升降失调而出现大小便失禁、遗精、滑泄等症，严重的会发生精神错乱、癫病或疼厥。恐与惊密切相关，略有不同，多先有惊而继则生恐，故常惊恐并提。然惊多自外来，恐常由内生。

有这么一个故事，据说医圣张仲景在当长沙太守时，曾经微服私访到了一个客店当中，恰巧遇到店中客人丢失了一大笔财物，张仲景给店主说贼人就在店内。将店中的人召集齐后，张仲景借口自己有摸腕捉鬼的法术，给店中的人号脉，遇到一个脉象较乱、肾气下行的人，张仲景说其内心十分恐惧，必是贼人，此人一听立即就承认了。在这个故事中，我们不仅可以领略到医圣神奇的号脉之术和聪明的头脑，又可以切实感受到中医理论中肾与恐惧之间的密切联系。

2. 何为乐

什么是乐？这个问题问出来想必许多人都会嗤之以鼻。乐，不就是高兴吗，这有什么可推敲的呢？其实不然，小小的一个"乐"字，其中大有乾坤。我这里所指的乐并不是广义上的乐，因为如果一群人聚在一起聊天，讲个笑话，大伙乐呵乐呵也算是乐，这样的乐如果还要深究含义那真是要累死了。我所说的乐更多的是指一种能够在心底里留下一定印象的有意义的乐，严格说起来，这种乐是一种人生态度，能让我们在生命里得到一种慰藉的东西。

随着高科技的发展，越来越多的娱乐方式被开发出来，可以说我们如果想让自己高兴那还是比较容易的事情，看书、看电影、打游戏、逛街、聊天等各式各样的方式都能让人心情愉快起来，然而这种浅层面上的乐太容易获得了，也太容易失去了。这种乐只是让我们的神经松弛一下，并没有什么深度，不能让人有那么一种长期的满足感。我们就先来看看先贤大哲是如何定义这个"乐"的。

《论语·季氏》中记载孔子说："益者三乐，损者三乐：乐节礼乐，乐道人之善，乐多贤友，益矣；乐骄乐，乐佚游，乐宴乐，损矣。"有益的快乐有三种：一是以得到礼乐的调节为快乐，二是以宣扬别人的好处为快乐，三是以结交有益的朋友为快乐。有害的快乐也有三种：一是以骄傲为快乐，二是以游荡忘返为快乐，三是以饮食荒淫为快乐。时刻牢记乐有益损，亲益者远损者，才能不为物累、不因欲伤。

孟子认为，君子有三乐："父母俱存，兄弟无故，一乐也；仰不愧于天，俯不怍于人，二乐也；得天下英才而教育之，三乐也。"在孟子看来，父母都健康，兄弟姐妹没有灾难，这是第一种快乐。抬头无愧于天，低头无愧于人，这是第二种快乐。得到天下优秀的人才而对他们进行教育，这是第三种快乐。孟子之乐，既关注于家庭美满的幸福，也着眼于做人的根本、立足于抱负的施展。

老子的《道德经》中讲："罪莫大于可欲，祸莫大于不知足；咎莫大于欲得。故知足之足，常足矣。"总而言之，君子之乐，最重要的是无论境遇如何，都始终保持乐观的心态。简而言之，就是"知足常乐"。正如《知足歌》中所写："无忧无虑又无求，何必斤斤计小酬。明月清风随意取，青山绿水任遨游。知足胜过长生药，克己乐为孺子牛。切莫得陇又望蜀，神怡梦隐延益寿。"

回眸我国历史，信奉老子"知足常乐"的古人比比皆是：那位"一箪食，一瓢饮，在陋巷，人不堪其忧，回也不改其乐"的孔子门生颜回应该是最早践行者。东晋陶源明不为五斗米折腰，回归田园，写出诗文，让后人去体味人生的乐趣，或多或少应是接受了老子"知足常乐"的观点。宋朝知名词作家柳三变因皇上一句"你且去浅斟低唱，何要浮名？"而"奉旨填词"于"井水饮处"，也算得上不可多得的"知足常乐"者。更有明朝传奇人物胡九韶，无人堪比："家甚贫，课儿力耕，仅给衣食。每日晡，焚香谢天一日清福，其妻笑之曰：'齑粥三厨，何名清福！'先生曰：'幸生太平之世，无兵祸；又幸一家乐业，无饥寒；又幸榻无病人，狱无囚人，非清福而何？'"今人冰心先生94岁时，还书写了一幅"事因知足心常乐，人到无求品自高"的字，并视为"心铭"。看来冰心先生也是位铁杆老子"知足常乐"的粉丝。

"知足常乐"不只是一种坦然快乐的心态，也可以理解为一种处世哲学。人生一世，以淡然之心从容对待名利得失，笑谈世事沉浮，静观花开花落，保持一种相对平和的心态，自然容易活得快乐，长寿也不在话下。感受到快乐，会让我们放声大笑，对我们的身体是大有好处的。

3. 笑的好处

（1）增强心功能，促进代谢能力

美国马里兰大学曾做过这么一个实验，在观看喜剧影片时，20人中有19人的脉搏上的动脉血流会增加，因为大笑能使心脏收缩加强，心率加快，心血输出量增加，故当捧腹大笑时连接四肢的肌肉也一起运动，在经由外部吸氧与内部血流加快过程运作中，促进全身新陈代谢，进而提高机体的抗病能力；因为充分的血液循环可以加速消减血液中有害的毒素，人体内的糖分、脂肪和乳酸也可以更快分解；同时更借由血液循环的顺畅将养分运送至末梢皮肤而排出沉积废弃物，改善肤质，连带有美容效果。

（2）清洁呼吸道，促进肺功能

笑是最简单有效的养肺方法。中医有"常笑宣肺"一说。而西医学也有研究证明，笑对机体来说的确是最好的一种"运动"，不同程度的笑对呼吸器官、胸腔、腹部、内脏、肌肉等器官有一定的协调作用。大笑能使肺扩张，使人不自觉地进行深呼吸，清理呼吸道，吸收更多的氧气，呼出二氧化碳，所以大笑除令呼吸系统更顺畅外还可以促进肺功能。

（3）促进消化

笑也是一种有效的消化剂。当我们愉快地大笑时，肩膀耸动、胸膛摇摆、横膈膜震荡，会使内脏得到按摩，良好的情绪发泄可增加消化液的分泌，喜悦地笑能促进消化道的活动，从而增进食欲，有助于食物的消化和吸收，增强肠胃功能。

（4）止痛降压

医学研究表明，当我们大笑时，大脑的神经细胞就会释放出一种叫 β^- 内啡肽物质，这是一种没有副作用的止痛剂，它是大脑中专门负责传递产生快感和止痛信息的激素；β^- 内啡肽物质同时使体内皮质组织等部分血管壁放松，达到修复血管，使血压回降效果。所以，适当地笑一笑对高血压患者也有很大的帮助。

（5）笑可减肥

有研究表明，大笑时身体会有 80 组肌肉抽动，大笑 1 分钟等于做运动 45 分钟。也就是人体在大笑状态下比严肃状态下多消耗了 20% 的热量，所以如果每天开心微笑 10 ~ 15 分钟，等于可以消耗 50 千卡的热量，一年即可减肥 2kg。故而，笑一笑对肥胖人群可是大有好处。

（6）驱散愁闷，缓解压力

大笑是最好的放松法，无论真笑假笑，都对身心有益。真笑时，大脑的愉快中枢会兴奋；在面对压力与负面情绪时，努力假笑时，也会刺激大脑中与愉快感觉有关的相关区域。然而对大多数癌症患者来说，发自内心的笑和快乐是比较困难的。此时，你可以这样练习：面对镜子微笑，由假变真，使自己振奋起来。练习的时候一定要认真，不可三心二意，开始时是轻度地微笑，然后渐渐扩大成露齿而笑，最后就笑出声来。每天坚持练习，每次10分钟左右。这样对患者病情的缓解也有一定的帮助。

（7）增强你的社交能力

伸手不打笑脸人，每天挂着笑脸不仅有助于人际交往，还可以缓解朋友、同事之间的工作情绪。人多是喜欢和快乐的人待在一块的，现代研究证实，人的情绪有一定的"传播性"。多和快乐的人在一起，不仅会成天乐呵呵，还会变得豁达。笑是沟通人们心灵的彩桥。在家庭中，笑是孕育幸福的甘露，在集体里，笑是缔造团结的细胞。所以有人说"笑是疲倦者的休息，沮丧者的慰藉，悲哀者的阳光，又是健身的良药。"

乐的好处如此之多，这里就不一一枚举了，看到这里，想必你对"乐者寿"也一定有了自己的领悟，愿你能在生活中时时自得其乐。

二、"乐者寿"的故事与生命启示

1. 知足常乐——老子

老子，又称老聃、李耳，字伯阳，春秋时期楚国苦县（今河南省周口市鹿邑县）厉乡曲仁里人，是我国古代伟大的哲学家和思想家、道家学派创始人。其被唐皇武后封为太上老君，世界文化名人，世界百位历史名人之一，存世有《道德经》。老子生于公元前571年左右，大概卒于公元前471年，活了至少100岁。他是"知足常乐"的首创者。

知足常乐就是说：知道满足，就总是快乐。形容安于已经得到的利益、地位。"知足常乐"语出《老子·俭欲第四十六》："罪莫大于可欲，祸莫大于不知足；咎莫大于欲得。故知足之足，常足。"意思是说：罪恶没有大过放纵欲望的了，祸患没有大过不知满足的了；过失没有大过贪得无厌的了。所以知道满足的人，永远是觉得快乐的。

2. 鼓盆而歌——庄子

庄子（约公元前369－前286年），战国中期哲学家，庄氏，名周，字子休（一作子沐），汉族，蒙（今安徽蒙城，又说河南商丘、山东东明）人。是我国先秦（战国）时期伟大的思想家、哲学家和文学家。

原系楚国公族，楚庄王后裔，后因乱迁至宋国。庄周曾做过宋国地方的漆园吏，与梁惠王、齐宣王是同时期人，以才学取财富高位如探囊取物，然庄周无意仕进，只在不长的时间里做过管漆园的小官。庄子的学问渊博，游历过很多国家，对当时的各学派都有研究，并进行过分析批判。楚威王听说他的才学很高，派使者带着厚礼，请他去做相国。庄子笑着对楚国的使者说："千金，重利；卿相，尊位也。可你就没有看见祭祀用的牛吗？喂养它好几年，然后给它披上有花纹的锦绣，牵到祭祀祖先的太庙去充当祭品。到了这个时候，它就想当个小猪，免受宰割，也办不到了。你赶快给我走开，不要侮辱我。我宁愿像乌龟一样在泥塘自寻快乐，也不受一国君的约束。我一辈子不做官，让我永远自由快乐吧。"庄子的才学不可小视，然而其要本归于老子之言。其著书十余万字，大多都是寓言。庄子因崇尚自由而不应楚威王之聘。后厌恶仕途，隐居著书，成为先秦道家学派的代表人物之一。被后世尊称为道教祖师、南华真人、道教四大真人之一。当时列国混战，争霸天下，庄子不愿与统治者同流合污，便辞官隐居，潜心研究道学。他大大继承和发展了老聃的思想，与老子并称"道家之祖"。他把"贵生""为我"引向"达生""忘我"，归结为天然的"道""我"合一。

相传庄子的妻子死了，庄子失去了相依为命的伴侣。他将内心的悲痛化为对生死的达观和对世俗礼制的蔑视，鼓盆而歌，歌曰："生死本有命，气形变化中。天地如巨室，歌哭作大通。"后来，惠施死了。庄子失去平生最好的朋友和最大的学术对手，悲从中来，在写《天下》篇的时候，想念惠施，不知不觉为他写了五百余言，作为最好的纪念。梓庆死了，也只是大哭三声。再后来，庄子觉得自己真的要与造物者相游了，他的心情很平静。弟子们想厚葬老师，庄子倒觉得难过了：弟子们在这关键时刻并没有勘破生死关。于是他说："我以天地为棺椁，以日月为陪葬的美玉，以星辰为陪葬的珍珠，天地用万物来为我送行，我的葬物还不齐备吗？"弟子们不觉垂泪，说道："我们怕乌鸦和老鹰吃您的遗体。"庄子笑道："天上有乌鸦和老鹰来吃，地上也有蝼蚁来吃啊，要是夺了前者的食物给后者享用，不是太偏颇了吗？"庄子终于悠然而去，很有诗意。他不畏死，也没有随便活，一生是那样可贵。他超越了死亡，忘却生命，精神是那样愉快。正是由于他那乐观豁达的生活态度，使庄子得以在战国时期那样纷乱的年代活到了八十多岁的高龄。

3. 长寿而不屈的为人——海伦·凯勒

海伦·凯勒（1880年6月27日至1968年6月1日），19世纪美国女作家、教育家、慈善家、社会活动家，享年88岁。她八十七年生活在无声、无光的世界中。在十九个月时因患脑充血和胃充血而导致双目失明，双耳失聪。她完成了一系列著作，并致力于为残疾人造福，建立慈善机构，1964年荣获"总统自由勋章"，次年被美国《时代周刊》评为二十世纪美国十大英雄偶像之一。主要著作有《假如给我三天光明》《我的生活》《再塑生命》等。她的《再塑生命》节选进人教版语文教材八年级下册，《假如给我三天光明》节选进苏教版高中语文教材必修二、苏教版语文教材五年级下册第九课和上海版语文教材六年级第九课，以及北师大版六年级下册中《伟大的日子》。

海伦·凯勒19个月大时却莫名其妙生了一场大病，这场大病不但夺走了父母心中的希望，更使海伦凯勒变成一个看不见也听不见的小女孩，而且她脾气更暴躁起来！可怜的海伦·凯勒，该如何去面对一个没有光线，没有声音的世界呢？这真是一个令人头痛的问题。通常教育一个五官健全的孩子，已经不是一件轻而易举的事了，更何况海伦凯勒又瞎又聋！也许，父母亲他们可以猜测、也可以想象海伦·凯勒的心情，但是他们绝对无法体会，就如同海伦·凯勒无法体会正常人的生活一样。

海伦·凯勒虽然失去了光明，失去了听觉，但她却没有自怨自艾，而是时刻保持着乐观向上的积极生活态度。在安妮·莎莉文老师和萨勒老师的帮助下，她学会了利用双手去感受别人说话时嘴型的变化，以及鼻腔吸气、吐气的不同，来学习发音。虽然这是一件非常不容易的事，不过，海伦凯勒还是做到了。盲人作家海伦·凯勒，除了突破官能障碍学会说话，更奉献自己的一生，四处为残障人士演讲，鼓励他们肯定自己，立志做一个残而不废的人。海伦·凯勒这份爱心，不但给予残障人士十足的信心，而且激起各国人士正视残障福利，纷纷设立服务机构，辅助他们健康快乐地过生活。她不但自己愉快地活到了88岁的高龄，而且还将自己的快乐传递给了别人，给更多人带去了快乐与光明。

多年前，美国人就做过一次实验，把40多位性格差异很大的人分成三类，一类是平和知足型，一类是开朗活泼型，一类是急躁易怒型。过了30年后再跟踪了解这些人，发现最后一类人患癌症、心脏病和精神错乱的占了近八成，而前两类患这些病的概率很小。很久以前我看过一幅漫画，两个小孩背靠背站在草地上，男孩脚下一个足球，女孩身边一把铁锹。他俩都望着正在下雨的天空，男孩哭了，女孩笑了。人生也是如此，同样是进退留转，对心态好的人来说是一种责任，是一股动力；而对心态差的人来说，把握不好，则会给心理、身体、家庭和事业带来负面影响。所谓乐观的心态是指鞭策自己、战胜自己的心理素质。事物永远是阴阳共存、好坏并进的；同时，事物发展的轨迹是波浪前进、螺旋上升的，即事物本身就是一个动态的进化趋向。那么问题来了，我们如何保持一个乐观的心态，让自己时刻愉悦呢？

4.保持愉悦的十大法则

生活中会我们经常会有遇到各种各样的烦恼，不管是青春期的少年还是早已成家立业的成人，每一个人都有自己的烦恼和琐碎事，每一个人进都会有悲伤的时候，但是生命这么短，我们不应该把时间放在悲伤上，那么该怎样才能让自己愉悦起来呢？

（1）学会幽默

幽默是不良情绪的消毒剂和润滑剂。哲学家把幽默视为"浪漫的滑稽"；医学家认为幽默是人的一种健康机制，是美化心境的良方。幽默风趣的言行不仅可以给人带来欢快的情绪，而且能缓解生活中的矛盾和冲突，使烦恼化为欢畅，让痛苦变为愉快，将尴尬转为融洽，使沉重的心境变得豁达、开朗和轻松，具有维持心理平衡的功能。学会幽默，适时来点幽默甚至是健康的逗趣，既可缩短亲朋和同志之间的距离，获得良好的人际关系；又可在欢声笑语中忘却忧愁，获得无穷的乐趣。

（2）远离自卑

自卑使人痛苦，自卑使人懒惰，自卑使人退缩。自信使人愉悦，自信使人奋发，自信使人前进。每个人都渴望自信，都渴望远离自卑的象牙塔。自信是成功的翅膀，自信之人经得起困难和挫折的考验。自信的人才不会陷入负面情绪的沼泽。

（3）经受挫折的锻炼

挫折使人生的必修课，是人生必经之路，是人生的财富。经过挫折的磨炼，人就拥有坚强有力的翅膀，拥有灿烂辉煌的未来。英国诗人雪莱曾说：如果你十分珍爱自己的羽毛，不使它受一点损伤，那么，你将失去两只翅膀，永远不再能够凌空飞翔。面对挫折，想想这挫折带给你的是不便还是困难，当你发现让你愤怒和沮丧的挫折不过是一种不便，你就会更容易采取积极的态度去面对它。凡是处在不利境遇中的人，才会对生活有更多更深刻的体验。

在遭遇巨大挫折和打击时，生活像是被阴云笼罩。但是只要心存希望，未来的生活就一定会再度充满阳光。有些挫折和困境是人们么办法改变的，这个时候不要抱怨，接受它，用它去磨砺自己的心智。这些挫折和困境会成就你别样的人生。

（4）学会宽容

宽容是酿造生活美酒的蜜，是消除隔阂、沟通感情的法宝。理解他人，豁达大度，就能够保持心理的平衡，在人际交往中获得满足和快乐。否则，"八公山上，草木皆兵"，睡觉都得睁只眼，紧张的人际关系必将带来精神和生理一的病变，长此以往，损身折寿。因此，生活和工作中最明智的选择就是宽容。学会了宽容，烦恼自然离你而去。

（5）助人为乐

做人要多一点奉献精神，少一些私心杂念；关心他人，将领悟到天地之宽、助人之乐，心情舒畅，心境坦然。反之，如果私心严重，常做坏事，就会斤斤计较，提心吊胆，不得安宁。与人方便就是与己方便，你今日帮助的人，指不定哪日就会帮助到你。

（6）学会倾诉

倾诉是一种感情排遣，一种自我心理调节。郁积在心头的苦闷和烦恼，尤其是内心深处超负荷的重压，绝望的窒息是难以名状的，久而久之将损害自己的心身健康。及时向亲友、同事、心理医生、心理热线倾诉，则可以排淤化结，使受挫的心灵得以平抚、感情的伤口得到愈合，从而获得别人的理解和劝导，扫清心灵上的阴霾，重获心理上的平静和人生的支点。学会了倾诉，你的烦恼就会越来越少，自然也就会愉快多了。

（7）学会遗忘

总是沉湎于旧日失意的人是脆弱的，迷失在痛苦的记忆里的人更是可悲的。遗忘不是简单地记忆抹杀。遗忘是一种振作，是一种成熟，是一种超脱。

因此，人人都应主动地忘记生活曾经给自己造成的不幸和痛苦，清除心灵上的暗流，轻松地面对再次考验，充分地享受生活所赋予的各种乐趣，整个心灵沉浸在一种悠闲无虑的宁静里。学会遗忘，适时清空自己的负面情绪，对我们的身心健康都有莫大帮助。

（8）聆听音乐

《论语·述而》记载："子在齐闻《韶》，三月不知肉味，曰，'不图为乐之至于斯也。'"这说的是孔子当年在齐国听《韶》乐，三个月吃肉都没觉得肉的美味。音乐能陶冶性情，使心情平和。若心情不好，就应听听喜爱的音乐，无论是流行歌曲、管弦乐，或是传统歌曲，最重要的是触动心灵，抛却烦恼，平衡心情。

（9）学会沉默

有时候，你被人误解，不想争辩，所以选择沉默。本来就不是所有的人都了解你，因此你认为不必对全世界喊话。却也有时候，你被最爱的人误解，你难过到不想争辩，也只有选择沉默。全世界都可以不懂你，但他应该懂，若他竟然不能懂，还有什么话可说？生命中往往有无言以对的时刻，毕竟不是所有的是非都能列举清楚，甚至可能根本没有真正的是与非。那么，不想说话，就不说吧，在多说无益的时候，也许沉默就是最好的解释。

（10）把握时机，不失良机

比如说你买了一件很喜欢的衣裳却舍不得穿，郑重地将其供奉在衣柜里；许久之后，当你再看见它的时候，却发现它已经过时了。所以，你就这样与它错过了。又如，你买了一块漂亮的蛋糕却舍不得吃，郑重地供奉在冰箱里；许久之后，当你再看见它的时候，却发现它已经过期了。所以，你也这样与它错过了。没有在最喜欢的时候上身的衣裳，没有在最可口的时候品尝的蛋糕，就像没有在最想做的时候去做的事情，都是遗憾。生命也有保存期限，想做的事该趁早去做。如果你只是把你的心愿郑重地供奉在心里，却不去实行，那么唯一的结果，就是与它错过，一如那件过时的衣裳，一如那块过期的蛋糕。

如上所说，若你能做到大多数，想必你一定会是一个快乐的人。心情愉悦，疾病不来，长寿自然不在话下。

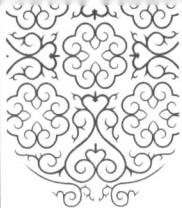

第十二章

人老心不老的秘诀

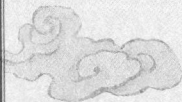

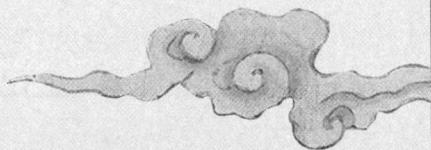

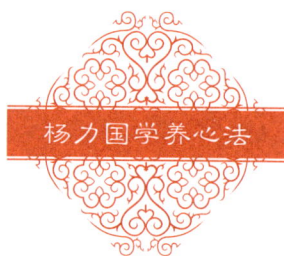
杨力国学养心法

一、形神合一，以神为主之秘

形神是中国哲学史上的一对范畴，也是体育哲学人体观的基本范畴。形神，指人的形体和精神；合一则是两者相互统一。中医之神的概念内涵是较单一的，即为"生命之主"，但其延伸是广泛的，既包括心理方面，也包括生理方面。因此这一概念本身，就体现了中医心理学的心理生理统一观。神与形是生命不可缺少的两个方面，从本源上说，神生于形、神依附于形；但从作用上说，神是形的主宰。神与形的对立，是生命运动的基本矛盾；神与形的统一，是生命存在的基本特征。神与形的对立统一，便形成了人体生命这一有机统一的整体。

1."神"之现

"神"的观念于原始社会后期产生，人类在从事生产活动时，对奇幻的自然现象无法给出科学合理的解释，就对其产生了无限的幻想。比如，那时的人们把采集渔猎所得当成是大自然的恩赐，如果忙活了一阵却什么都不到，就认为是大自然的惩罚。当时的人类对白天黑夜、电闪雷鸣、刮风下雨、惊涛骇浪等现象无法理解，只能想象出一个无所不能的"神"来解释这一切。由此可见，"神"之本义就是人们想象出的一个虚拟的万物主宰，带有明显的唯心主义色彩。

后来，随着认识的发展，人们逐渐把"神"这一概念从诸仙上神里转移到客观规律上了。《中国大百科·哲学》中指出："神，最初指主宰自然界和人类社会变化的天神，后来经过《易传》和历代易学家、哲学家的解释，到张载和王夫之演变为用来说明物质世界运动变化性质的范畴，成为内因论者反对外因论的理论武器。"而《黄帝内经》一书将"神"的概念引入中医学里，成为解释说明人体生命现象的一个名词。

2.“神”之秘

“神”，既是中医学中的概念，也是中国古代哲学中的概念。在中医学中，“神”是人体生命活动的主宰及其外在总体表现的统称。“神”的内涵是广泛的，既是一切生理活动、心理活动的主宰，又包括了生命活动外在的体现，其中又将精神、意识、思维活动归纳为狭义之神的范畴。虽然中医学中的“神”与中国古代哲学中的“神”在形成发展过程中相互渗透、相互影响，但两者在概念和来源上是有严格区别的。中医学的“神”的产生是有物质为基础的，虽由精生气养而成，但其概念内涵与精、气等物质又有明显不同。

精、气、血、津液是人体脏腑经络、形体官窍进行生理活动的物质基础，是构成人体和维持人体生命活动的基本物质。而这些物质的生成及其在体内的代谢，又都依赖于脏腑、经络、形体、官窍的正常生理活动才得以进行。因此，无论在生理还是病理状况下，这些基本物质与脏腑经络、形体官窍之间，始终存在着相互依赖、相互影响的密切关系。“神”，则如上文所言，是人体生命活动的主宰及其外在总体表现的统称。但精、气、血、津液是化神养神的物质基础，神不能脱离这些物质而单独存在。

3.形神合一

形，其本义指形象、形体、实体。东汉许慎的《说文》中讲：“形，象形也。”中医学中“形”的概念有二，一是指自然界中存在的一切有形实体；二是指人的形体。包括脏腑经络、气血津液、筋脉骨髓、四肢百骸等。

（1）形为神之质

神依赖于形体而存在。形存则神存，形灭则神亡。南北朝范缜在《神灭论》中提出：“神即形也，形即神也。是以形存则神存，形谢则神灭也。”“神之于质，犹利之于刃；形之于用，犹刃之于利。利之名非刃也，刃之名非利也。然而舍利无刃，舍刃无利。未闻刃没而利存，岂容形亡而神在。”这一观点把对形神关系的认识提高到了一个新的高度，且明确表达了形体对神的重要性，是形神理论的重要基础。

（2）神为形之主

形神理论在强调形体重要性的同时也没有忽视神的存在，且神的能力更为高级，其为生命的主宰，是生命活动的总体现，对人体的生命活动有重要作用，主要表现在三个方面。

第一，可调节气血津液的代谢。气血津液等物质能产生神，神也能反作用于这些物质。《类经·摄生类》提到："虽神由精气而生，然所以统驭精气而为运用之主者，则又在吾心之神。"所以，神对气血津液是有调控作用。

第二，神可调节脏腑的生理功能。神可通过对脏腑经络的调控来达到调节其生理功能的目的。神统筹大局，脏腑经络的运行也被掌控在其手中。具有针对性地精神活动还能调整脏腑功能的紊乱，以达治疗的目的。

第三，神可以主宰人体的生命活动。《类经·针刺类》说："无神则形不可活。"《素问·移精变气论》载："得神者昌，失神者亡。"人类机体生命存在的根本标志就是神，失去了神的调控主宰，形体也不过是一具行尸走肉罢了。

形神合一构成了人体的生命，形与神缺一不可。形体是神的载体，而神则是形体的主宰，是一切生命活动的主宰。故而，形神合一，神虽然依附于形体存在，但终以神为主。

二、心老的奥秘

"心老"可以分两个层次理解，一为心理年龄的衰老，一为心脏功能的衰老。这两项不同的内涵的衰老，无论哪一个降临在自己身上，都是很可怕的事，有问题自然会有解决之道，我们当然有方法应对衰老，只怕时间太晚，就像癌症的发展一样，前期没有及时发现，到了晚期，发现了，也来不及了。但是，任何事情的发生都有其征兆，癌症也一样，心老也一样。那么，心老有哪些征兆？

1. 心理年龄的衰老

刘女士是一个平凡的超市职员。她自述婚姻不幸：在"父母之命，媒妁之言"下，嫁给了一个普通的男人，本想好好经营生活，却无奈男人对刘女士并不好，平时就经常吵架，男人发怒时还会打刘女士；后来刘女士有了两个孩子，但这并没有让她的境遇好起来，一如既往地争吵和打骂，刘女士想离婚但男人不同意；孩子长大后稍微好了一些，刘女士的丈夫也不对刘女士经常动手了，但喝醉后还会打。刘女士一家以前是务农的，后来到城里找活计，刘女士投奔亲戚，在一家超市安顿了下来，但刘女士的丈夫不外出为生计奔波，反倒在家里无所事事地浪费光阴，张口闭口就问刘女士要钱。刘女士要供养两个孩子上学，还摆脱不了自己的丈夫，她每天都心事重重，唉声叹气，怎么也高兴不起来，还有些暴躁易怒，为了一些琐碎小事就大发雷霆，但又脆弱易哭。刘女士还经常忘事情，放好的东西经常想不起来放在了哪里。但亲戚自家也有事，爱莫能助，刘女士的头发大片大片地变白，眼角皱纹也多了不少。整个人看起来憔悴异常，可刘女士今年不过三十岁出头。刘女士说她对这个世界很失望，也很绝望，有过自杀的念头，但为了孩子，忍了。

心理年龄是相对于自然年龄而言。自然年龄是按照出生后的年限来确定的个体比较客观的年龄。而心理年龄是依照个体心理活动的健全程度确定的个体年龄。其主要依据是：①个体在社会实践中发展起来的，以思维和语言为核心的认知、情感和意志相统一的心理活动过程；②个体构成意识活动的独特心理组织系统。心理年龄与自然年龄不一定同步。有的人年龄小，但心理年龄却已至成熟；有的人虽然已经成年，但心理上可能还很幼稚。

上文中的刘女士每天为了孩子、丈夫和生计而烦恼，心力交瘁，她不过三十出头，经历的事情也可能是许多人正在经历的，这种事情也不是个例，不能因此而消沉。都说保持一颗年轻的心最重要，但人生总爱和我们开玩笑，我们总会遇到许多不幸，如果没有强大的心理承受能力、没有好的方法应对，灵魂，就会生出白发，心，就会衰老。如果你经常为了一些小事斤斤计较；如果你也像刘女士一样经常忘记一些重要的事情；如果你对生活失去信心，觉得这个世界不过如此；如果你也觉得这个世界灰暗，没有阳光。那么，你的心也在慢慢衰老。

佛家参禅悟道，最是注重修心，恬然自得，淡然面对世间百态，他们追求的修心，乃是心如止水，看淡名利，心无挂碍，看得开，拿得起，放得下，不思过去，不念未来。

有这样一个故事：有一只蜘蛛在一座破旧寺庙的房梁上安了家，一天早晨，它在睡梦中醒来，发现自己的网上有一颗晶莹剔透的露珠，它很高兴，小心翼翼地看着露珠，但是，在太阳升起之后，露珠消失了，它很伤心。佛祖路过此地，问它："你知道最珍贵的东西是什么吗？"蜘蛛回答："得不到和已失去。"佛祖微笑道："你再想想。"过了几日，佛祖又来问小蜘蛛同样的问题，小蜘蛛依然说："得不到和已失去。"佛祖还是微笑，说："你再想想。"在第三次佛祖来问小蜘蛛时，小蜘蛛说："当下，最珍贵的东西是当下。"佛祖笑着点了点头。

把握当下是每个人都知道却做不到的，当代人被太多事物所迷、所累，心中欲望纵横，又何来修心一说？佛家修心，虽然寡欲，却不消极，不知佛门弟子的心又是处于哪一年龄段？大约是，不幼稚，但也绝不至耄耋之岁。

人未老，心先衰。这种心理行为称之为心理老化。典型表现为，有些人明明还很年轻，但是却出现了记忆力减退、抗压能力减弱、反应迟缓、精力不支、暮气沉沉，遇到困难就觉得自己不行，克服不了，自觉成为家庭和社会的负担，对生活缺乏兴趣，对人对事淡漠，经常感到空虚无聊、人际关系疏远，消极处世，这个时候就要注意了，这是心老的征兆，早些发现，就能早些应对，早些治疗，就能早日回归心情的美好。当这些征兆出现时，一定要积极寻找方法应对，拥有一颗年轻的心才能更好面对生活。

2. 心脏功能的衰老

中医养生，最注重养心。中医认为，心，乃君主之官，生之本，五脏六腑之大主，主血藏神，是非常重要的脏器，所以，心脏功能的衰老是非常危险的，要准确的发现其征兆，及早治疗。

心脏功能的老化会导致一系列心脏问题的出现，最显著的几大征兆分别是：

（1）口唇、指甲、脸出现了青紫、暗红等；

（2）呼吸困难，尤其是在体力活动后或在睡眠中加剧，此时就要去医院检查一下；

（3）时常有耳鸣，根据以往的心脏病病例可知，像高血压心脏病、动脉硬化引起的心脏病和冠心病等都会不同程度地出现耳鸣症状。专家表示，45岁以上的人群如果连续或频繁地出现耳鸣的现象，并且持续时间长达1周或更长，就应该及时去医院检查；

（4）手指和足趾末端出现水肿变形，心脏负荷过重，心房、心室压力高，静脉回流受阻，于是出现水肿；

（5）肩痛，不少心脏病患者都有肩痛的现象，尤其是左肩，左上肢疼痛也要小心；

（6）胸痛，部分心脏病患者有胸痛的情况，多发于左前胸或乳下，中医认为，左乳下是虚里穴的所在位置，依据此处搏动可探知宗气盛衰；

（7）感冒后轻微劳动也感到心悸、疲乏，或走路稍快就觉气急，呼吸急促。

简单总结的以上七点，是心脏病可能会出现的前兆，心脏是人身体内的重要器官，处于君主之位，无君则天下大乱，无心则身体衰亡。不管是从心理年龄上，还是从心脏功能上，我们都应该保护好自己的心脏，如果诸位发现自身出现了上文中提到的一些征兆，那是身体在给我们发信号，为了心脏的年轻健康，请重视这些信号，不要无视它们，若是真的等到心脏迟暮，后悔可就来不及了。

三、如何保持良好的心态

1. 学会自信

"自信人生二百年，会当击水三千里。"自信是成功的前提，也是快乐的秘诀。唯有自信，才能在困难与挫折面前保持乐观，从而想办法战胜困难与挫折。也许有人会说，我又何尝不想自信呢？可就是自信不起来。那么，怎样才能使自己自信起来呢？要自信，首先要多看自己的优点、长处，多发现、发掘自己的潜能。俗话说得好：尺有所短，寸有所长。每个人各有所长，各有所短，每个人都有自己的无限潜能。人不能光盯着自己的缺点、短处和现在，而要学会欣赏自己，多看自己的优点、长处和未来。世界上没有一成不变的人与事，发展变化才是永恒的。"三岁看大、七岁看老"的时代早已过去。不要总拿自己的缺点跟人家的优点比，那样真是人比人，气死人。一定要学会赏识自己，悦纳自己，勉励自己。可以把自己的优点罗列在纸上，同时写一两句能激励自己的名言警句或是自己的座右铭，贴在墙上等随处可见的地方，天天看到它们，激励自己。自信就能快乐，快乐就能发掘潜能，就能高效。形成一个良性循环，就不难拥有良好的心态。

2. 学会自我调节

宋代文学家苏轼曾写到："人有悲欢离合，月有阴晴圆缺，此事古难全。"生活是千变万化的，悲欢离合，生老病死，天灾人祸，喜怒哀乐，都在所难免。而一句过激的话语，一次考试的失利，一场亲人或同事间的误会，都会影响我们的心情，生活中的不顺心事总是很多，这就需要我们每个人要学会调节自己的心态。如何调节我们的心情呢？最简单有效的做法就是自我积极暗示。平时要养成积极暗示的习惯，每天清晨对自己说一句"我能行"，每天晚上睡觉前对自己说一句"你真棒"。当你想说"我完了"的时候，要马上替换成"不，我还有希望"；当你想说"我不能原谅他"的时候，要很快替换成"原谅他吧，我也有错呀"等。这都会使我们拥有一个良好的心态，变得积极快乐起来。

3. 学会宽容

正所谓"退一步海阔天空"，一个人心胸狭窄，只关注自己，就容易生气，闷闷不乐，斤斤计较。而当你胸怀宽广时，你就会容纳别人，欣赏别人，宽容别人，自己的心境也就能保持乐观。蔺相如宽容了廉颇，才有了"刎颈之交"，赵国之强；诸葛亮宽容了周瑜，才有了赤壁之战，三国鼎立；老师只有宽容了学生，才能想出更好的教育方法，才会享受到"桃李满天下"的芳香。伟人们之所以伟大，首先在于他们拥有宽广的胸怀。

4. 正确面对竞争

不可否认，生活中的竞争压力很大，每个人都渴望成功，然而不如意的事情却非常多，如果过分执着于成功势必会被失败打击得伤痕累累，其实我们可以换个角度想想，不都常说失败是成功之母嘛，我们可以把失败当作成功的基石，爱迪生不也是经历了千次的失败才换来了一次的成功嘛。

5. 不攀比，做自己

当今这个时代是比较的时代，孩子们要比较成绩、比较家世、拼爹拼妈；

好不容易毕业了，又要比较工作、比较收入；结了婚，又要比较媳妇、比较老公、比较车、比较房；生了孩子，又开始比较宝宝等，这里就不一一枚举了。虽然正性的攀比可以使人产生克服困难的动力，但是我们的比较往往陷入了负性的攀比。一山总比一山高，总有你有所不及的高度，当你的虚荣心不被满足的时候就会出现各种负面情绪从而影响心情，因此想要保持良好的心态就需要做到不攀比，做自己。

6. 正确对待别人对你的评价

相信不少朋友都很在意别人眼中的自己，在意别人对自己的评价，这是社会普遍存在的现象，很正常，但是评价中并不都是好评，往往也有很多差评，看到这种评价谁的心理都不会好过，但是事出必有因，一定是自己有不足的地方才会遭到差评，我们需要正确看待别人的评价，找到不足从而改正不足，差评自然会消失。

7. 学会发泄

遇到不开心的事情不要憋在心里，这样不但会影响心情，而且久而久之还会积郁成疾。既然憋着不好我们就需要把它们发泄出来，像是听听音乐、看看电影都是不错的发泄方式，当然也可以在空旷的地方大喊，找个发泄室进行发泄也是不错的选择。

8. 学会倾诉

人是需要倾诉的，经常诉说是能解决一些问题的，也许不能解决核心问题，但至少能暂时解决一些小问题。小问题解决多了，可能有时核心问题也解决了，这就是所说的量变到质变。所以有时也不能忽略小问题。而且有时随着时间的推移，开始是问题但有可能变成不是问题了。

良好的心态是我们保持身体健康必不可少的一环，看了上面，想必你一定学会了如何保持自己心情愉悦了吧！下面我就再教你几招保养心脏的妙招。

四、食疗养心不可少

饮食是人体生命活动的主要物质来源，食物能够补养五脏精气，协调人体精神活动。因此，食物借其五味补养五脏，亦能益智增神、强身健体、滋养心神。下面就告诉大家吃什么养心，怎么吃养心，教你如何食疗养心。

1. 养心可以多吃这几种食物

（1）红枣

现代营养研究其含有的环磷酸腺苷，可以扩张血管，增强心肌收缩力，能使血中含氧量迅速增强，这样供给心脏的氧气也会随之增加，加速新陈代谢！同时改善心肌营养，对于保养心脏十分有益。

（2）番茄

含有丰富的维生素 C 和维生素 A，能增强人的体力和缓解因工作生活压力造成的疲劳。尤其是番茄红素对心血管具有保护作用。

（3）胡萝卜

能与血液中的汞离子结合，有效降低血液中汞离子浓度，防止剧毒的汞离子随血液进入心脏，也是很有效的护心食物。

（4）樱桃

目前被所有营养组织公认的具有超强"祛除人体毒素及不洁体液"的水果。樱桃含铁量很高，能促进血红蛋白再生，提高人体免疫力。

（5）红豆

夏日多吃红豆，可缓解夏天出现的口渴烦躁等症，尤其是在正午时分，是"心火"最旺之时，容易出现心烦易怒，因此这个阶段，避免心火过亢，食用红豆最适宜不过了。

（6）葡萄柚

果肉粉红柔嫩，多汁爽口，味道有些偏苦，但正符合了心脏喜欢的食物的特征。同时葡萄柚含有钾，却不含钠，是维护心血管的优质水果。

2. 下面再为大家介绍几款药膳

（1）木耳山楂粥

食材：黑木耳 10g，山楂 40g，大米 50g。

制作方法：

第一步：将黑木耳泡发，将洗净切丝，将大米淘洗干净，山楂洗净，去核，切丁。

第二步：将锅中加 600 毫升水，把木耳丝倒进去，开中火煮，把水煮开。

第三步：把淘洗好的大米倒进去，煮开后，改小火煮 20 分钟，倒入切好的山楂丁，用勺子不停地搅拌 10 分钟，可以使粥更快地变稠。

功效：黑木耳中铁的含量极为丰富，为猪肝的 7 倍多，故常吃木耳能养血驻颜，令人肌肤红润、容光焕发，并可防治缺铁性贫血。另外黑木耳含有维生素 K，能减少血液凝块，预防血栓等症的发生，有防治动脉粥样硬化和冠心病的作用。

（2）银耳莲子汤

食材：莲子 50g，银耳 30g，冰糖 100g。

制作方法：

第一步：先将莲子、银耳分别用清水泡发，捞起。

第二步：把莲子、银耳放入碗中，加清水适量，在快半小时后加冰糖、红枣入蒸笼用武火蒸 1 小时即可。

功效：银耳有"强精、补肾、润肺、生津、止咳、清热、养胃、补气、和血、强心、壮身、补脑、提神"之功。作为营养滋补品，它适用于一切老弱妇孺和病后体虚者，还具有扶正强壮作用，并常用于治疗老年慢性气管炎等病症，对高血压、血管硬化患者，尤为适宜。近年来的医学研究还证明，从银耳中分离出来的多种糖类物质，对恶性肿瘤也有明显的抑制作用。莲子，又名莲实、蓬莲子、藕实，大小如弹子，呈青色或青褐色，含有蛋白质、碳水化合物，并含有丰富的维生素和钙、磷、铁等矿物质，它有很好的滋补作用，是常见的滋补之品，对它的品评是"享清芳之气，得稼穑之味，乃脾之果也"。用它制成的冰糖莲子汤、银耳莲子羹或者八宝粥，有很好的补养效果。莲子自古以来被视为补益的佳品，古人认为经常服食，百病可祛。

（3）三七炖老鳖

食材：老鳖肉 250g，鸡肉 100g，三七 3g，姜 4g，盐 4g。

制作方法：

第一步，将老鳖肉切块儿洗净；

第二步，将鸡肉洗净，切块，并放入开水中脱去血水待用；

第三步，将三七洗净；

第四步，把全部用料放入炖盅内，加开水适量，炖盅加盖，文火隔开水炖 2 小时，调味即可。

功效：对于心悸气短、汗出口渴、夜卧不宁等冠心病、心绞痛等有较为明显的治疗效果。注：鳖肉不宜与猪肉、苋菜等同食。

五、穴位按摩，养心防病

1. 拍打心包经

经穴位置：人体手臂前缘的正中线走的一条经脉，起于胸中，出属心包络，下膈，一直走到中指。左右手臂各有一条。

按摩方法：可以沿着心包经的穴位逐个揉按，每个穴位以痛为标准，凡是按到痛的点就要多按几下，最好按到让它感觉不痛了，按压的力度不需要太重，按压时多停留几秒钟。平均每个穴位按摩 2 ~ 3 分钟。

功效：经常拍打，能够起到疏通气机缓解心累的作用。

2.按摩膻中穴

经穴位置：在前正中线上，位于两乳头连线的中点。

按摩方法：按摩时用大拇指指腹稍用力揉压穴位，每次揉压约5秒，休息3秒。生气时可以往下捋一百下左右，可以达到顺气的作用。

功效：对胸部疼痛、腹部疼痛、心悸、呼吸困难、咳嗽、过胖、过瘦、呃逆、乳腺炎、缺乳症、咳喘病等疾均有缓解作用。

3.轻叩风池穴

经穴位置：人体风池穴位于项部，胸锁乳突肌与斜方肌上端之间的凹陷处，也就是在头额后面大筋的两旁与耳垂平行处。

按摩方法：以两手指罗纹面，紧按风池穴部位，用力旋转按揉几下，随后按揉脑后，做30次左右，以有酸胀感为宜。

功效：该穴主治头痛、眩晕、颈项强痛、目赤痛、目泪出、鼻渊、鼻出血、耳聋、气闭、中风、口眼㖞斜、疟疾、热病、感冒、瘿气、落枕等病症。

4.点揉合谷穴

经穴位置：一只手的拇指第一个关节横纹正对另一手的虎口边，拇指屈曲按下，指尖所指处就是合谷穴。

按摩方法：用大拇指压在合谷穴上点揉此穴，每次3分钟，每分钟揉30次为宜。

功效：按摩此穴对于神经性头痛、失眠和神经衰弱有一定的治疗作用。

看完此篇，想必你对养生先养心一定有了自己的见解，愿你有一个好的心脏，好的心态，好的身体。

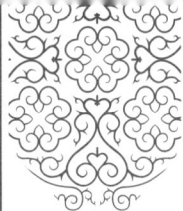

第十三章

人生不易，化解从幼到老四大心理危机

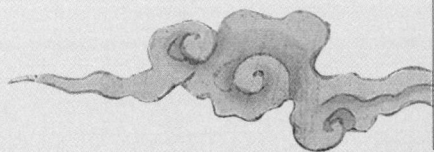

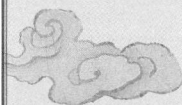

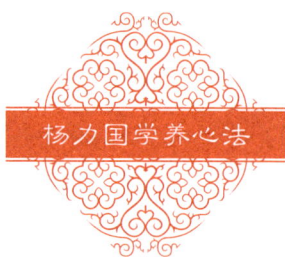

一、儿童期自闭症的危害

儿童期泛指人类自胎儿期至青春期的阶段，这个阶段又分为：①围产期。胎儿满28周到生后一周。②新生儿期。从娩出到生后28天。③婴儿期。或称乳儿期。从生后28天到1周岁。④幼儿期。1~3周岁。⑤学龄前期。从幼儿期结束到入小学前，即3~6岁或7岁。⑥学龄期。从入小学到进入青春期，一般指6~7岁起至12~14岁。

儿童期的整体特点是全身组织和器官逐渐发育，体格、心理和精神状态不断完善。

1.千万不要以为孩子就是一张白纸

人们经常用白纸来比喻孩童，认为孩童纯洁无瑕，没有烦恼，对世间任何事物都充满着好奇与不解，成人关于孩子说的最多的大概就是"一个小孩子懂什么""他还小，什么都不知道""一个小孩子哪有什么烦恼"等。孩子真的什么都不明白吗？孩子真的没有任何烦恼吗？不，孩子的心理远比我们想象的要复杂。

儿童时期的心理很脆弱，也很敏感，他们的身心处于不断完善的阶段，但是，这个过程并非一帆风顺，且不说身体状况意外频发，就连心理，也是意外不断。比如，困扰着许多医护人员、让许多家长心急的儿童自闭症。

2.自闭症离孩子并不远

自闭症又称孤独症，被归类为一种由于神经系统失调导致的发育障碍，患者不能进行正常的语言表达和社交活动，常做一些刻板和重复性的动作和行为。自闭症的病因目前为止仍是个谜，可能与遗传、围产期并发症、免疫系统异常、神经内分泌和神经递质功能失调有关。也有很多研究人员怀疑自闭症是由基因控制，再由环境因素而触发。但环境因素所扮演的角色还是没有定论，不过，目前研究人员已经发现了七个经常出现在自闭症病人的基因组。

自闭症对孩子的身心发育都有极大损害，如果不及时发现并进行治疗，就会影响孩子的一生。

3. 自闭症引起社交障碍

君君是一个普通家庭的孩子，父母都比较忙，所以由爷爷奶奶照顾君君。最近，爷爷奶奶向君君的父母反映了一个问题，说，君君都三岁了，但讲话还分不清"你""我""他"，也不主动叫爷爷奶奶，你问他几个简单的问题，比如"你几岁啦？""你叫什么名字？""你都有几个小伙伴啊？"君君都保持沉默。而且君君也不和别的小朋友玩，甚至受欺负也不说话，也不反抗，也不找爷爷奶奶哭闹。别的孩子都不愿意和君君玩，说君君不礼貌，其他小朋友叫他，他都不回应。最重要的是，君君总是去家附近的人工河里捡鹅卵石，捡来就把石头按从小到大的顺序排好，奶奶有一次把石头扔掉了，君君就自己重新捡回来，再次按照从小到大的顺序把石头排好，乐此不疲，借此消磨时光。这是怎么回事？君君爸妈听到这话也有些担心，就抽空带君君去医院检查，但是君君生理上并没有什么明显的病变，医生想了想，询问了君君父母孩子以往的病史及生长发育史，最后提议带君君去做精神检查，有可能是自闭症。在经过详细全面的检查诊断后，确认君君为自闭症。

自闭症患者会有如君君一样的表现，不说话，社交上存在严重障碍，对他人态度冷淡，缺乏面部表情，讲话比别的孩子晚，甚至终生默默不语，不主动和人交谈，感到害怕也不主动寻求庇护。自闭症的孩子想要某种东西时，会拉着父母的手来到放物品的地方，但是得到物品后就再也不理任何人。除此之外，自闭症患儿还有其他表现。

4. 孩子为什么那么刻板

乐乐自幼在父母照看下成长，但乐乐父母发现自家孩子行为单调刻板，做任何事情都像有强迫症一样，穿裤子前必须先穿袜子，没有袜子就拒绝穿裤子，吃饭首先把菜吃完，菜吃完前绝对不动米面，晚上睡觉时必须躺在固定的地方，还必须盖同一条被子，要同一个小枕头，不然就不睡觉。乐乐不喜欢出门，买玩具时也从来只要一种，还很喜欢摸爸爸的公文包。开始乐乐父母不以为乐乐有问题。但是，有一次乐乐过生日，父母把他的房间整理装饰了一下，本希望乐乐开心，可是乐乐却怎么都不愿意进卧室。父母意识到事情的严重性，带乐乐去看医生，最终确诊为自闭症。

自闭症的另外一些表现就如上文中的乐乐一样，拒绝改变，喜欢固定的环境，固定的东西，做某些事情喜欢按照同一方式去做，兴趣范围十分狭窄。对物体的某些特性感兴趣，比如乐乐喜欢摸爸爸的公文包，自闭症患儿对光滑的书刊封面，家具的表面以及光滑的墙壁等都会表现出极大的兴趣，当然，包括但不限于此兴趣。

5. 自闭症要早发现早治疗

需要注意的是，自闭症不是一种性格特征，而且症状不会随着年龄的增长而消失。自闭症是婴幼儿发育障碍，是生理方面的失调，如果不及时治疗，婴幼儿神经发育会出现停滞，如上文中的君君和乐乐一样，会出现语言障碍、社交障碍，甚至终生不说话，对父母也不依恋，严重时甚至会出现大脑发育不正常或脑萎缩等症状。自闭症不可小觑，家长朋友应密切关注自己孩子的健康状况，如果自家孩子出现疑似自闭症的症状也不要太着急，询问相关医生、专家进行确诊，即使真的被告知是自闭症，也不要心慌，虽然目前没有特效药治疗自闭症，但要本着早发现、早治疗的原则，及时对孩子采取措施，坚持以非药物治疗为主、药物治疗为辅及或两者合并治疗的综合治疗培训方案，持之以恒地进行矫正治疗，就有疗效。现在还有一种音乐治疗法，可以帮助发展患儿正确的社会行为和情绪行为，发展患儿的交流能力、学习能力及运动技能等。现在国内也有许多自闭症培训机构，不过多为民办，规模大小不一，如果想选择培训机构帮助治疗，应了解清楚后再做决定。

有一群孩子，不聋，却听不见外面的世界；不瞎，却不愿意观察自己周围的世界；不哑，但是却不知道如何开口说话。他们被称为"孤独的天使"。这些可爱的小天使生活在自己世界，他们不懂得社交，表现得极不合群，不看人，不听指令，有语言障碍，有狭隘而特殊的兴趣。但是我们不能因此就简单粗暴的定义他们为"坏孩子"，他们只是困在了自己的世界，我们需要用正确的方法打开小天使们的心门，进入他们的世界。

儿童是春日的嫩芽，是初升的太阳，是祖国的希望，关爱孩童，关爱自闭症儿童，是每个国民的义务，希望大家能对这个群体多一点关注与关爱。

二、青春期逆反心理的危机

青春期是指以生殖器官发育成熟、第二性征发育为标志的初次有繁殖能力的时期，人类及高等灵长类以雌性第一次月经出现为标志。青春期是人体迅速生长发育的关键时期，也是继婴儿期后，人生第二个生长发育的高峰期。世界卫生组织规定青春期为 10 ~ 20 岁。女孩的青春期开始年龄和结束年龄都比男孩早 2 年左右。青春期的进入和结束年龄存在较大的个体差异，可相差 2 ~ 5 岁。

想到青春期就会想到逆反心理，逆反心理是指人们彼此之间为了维护自尊，而对对方的要求采取相反的态度和言行的一种心理状态。这种心理在青春期非常普遍，但是，不懂得如何应对这种心理会给自己和家人造成很大的困扰，更甚者会造成悲剧。

1. 要理解青春期的自尊心

圆圆是一名十三岁的初中生，成绩在班级里也是上等，圆圆和其他几位成绩优异的同学很受老师的宠爱。这天上课，来了一位新老师，原来的老师被调到了别的班级。这个新来的老师看起来就很严肃，他进行了自我介绍后，又点了一遍名，就开始上课了。课上他提问了这节课预习方面的问题，点名圆圆回答，她预习得不好，回答得也不尽如人意，这个新来的老师就毫不留情地批评了圆圆，讲话有些狠。圆圆哪里受过这种批评，再加上她自尊心强，而且预习不好事出有因，顿时火也窜了上来，当场顶撞了老师。新老师决心要杀杀她的锐气，顺着她的话又批评了她，圆圆不甘示弱也继续顶撞，说话越来越冲，新老师就罚圆圆到教室后面站着听课，圆圆哼了一声就去后面了。下课后老师让圆圆去她的办公室，结果又吵了起来，圆圆被请家长。家长来了后，了解了来龙去脉也觉得圆圆有不对的地方，就让圆圆给老师道歉，圆圆哪里肯干，和父母吵了几句后摔门而出。圆圆父母给老师赔了不是后就去找圆圆，数落她："你这孩子怎么越来越不懂事了呢？"圆圆也委屈："怎么就是我不懂事了？我明明没错！"

上文中的圆圆与老师争吵的根本原因是她的自尊心受到了损伤，再加上圆圆本来自尊心也强，被老师批评觉得没面子，就对老师反驳以维护自身的尊严。老师的教学方式也有些问题，对待青春期的孩子只用批评不仅不会让他们顺服，反而会激起他们的反抗心理。这种情况发展下去会使孩子厌学，讨厌老师，与父母出现隔阂，无心学习而导致成绩下降，如果家长老师认识不到自己的错误，孩子自身也不寻求帮助自甘堕落，那孩子的命运恐怕就要改写了。如上文的圆圆一般，若是不及时纠正这种心理，不与家长老师好好沟通，那圆圆的未来就堪忧了。

2. 正视青春期的好奇心

佳佳是十六岁的高中生，她觉得自己已经长大了，可以脱离父母的掌控了，就去尝试了一些之前不敢尝试的东西，但她也不敢玩得太过，只和同学一起去偷偷喝了酒。没想到被老师查出来并给予她警告处分，而且还请了家长。佳佳的父母听到这消息很生气，觉得她太过分了，质问她是不是跟着同学学坏了。佳佳的同学也很委屈："是佳佳自愿的啊，而且就喝了点酒也没干别的出格的事啊。"佳佳父母还有同学的父母一听就火了，"没干什么出格的事？你们还想干什么？！喝酒还不够吗？！还想干什么啊？！"他们的大嗓门把佳佳和同学吓了一跳，别的老师也把目光投了过来，佳佳脸如火烧，也急了："我们已经不是小孩子了，我们知道什么该做什么不该做，我只是好奇又没做别的事情，不就是喝了点酒嘛，我们自己有分寸又不会喝醉。"父母也恼了："那你大晚上的出去买酒就不怕遇到坏人？真的遇到了我们可怎么办啊！再说了送你来高中是让你来学习的不是让你来喝酒的！"佳佳反驳说："我们自己知道是非轻重，我们不是小孩了！""你不是小孩谁是？你不是小孩试着挣钱养活自己啊！你这孩子怎么越来越不听话了！"佳佳和同学被自己的父母和老师训斥了一顿，还被教务处通报批评，佳佳和同学心里很难过，也很生气，和父母冷战了很长时间。

3. 孩子越压制越好奇

其实佳佳的好奇心是可以理解的，父母的望子成龙和担忧也是可以理解的，学校的做法也不算错。青春期的孩子好奇心都很重，他们对一切都充满了好奇，什么事情都想尝试。如上文中的佳佳，对酒好奇，就想尝一尝是什么味道的，但父母又管得严，不让她尝试。这方面我的家人做得很好，家人在我高中的时候问我想不想尝一尝酒的味道，我很拘谨，其实我想说是的，我的确好奇，但是又有顾虑。舅舅很豪气地给我倒了一杯，说，尝一尝吧，知道你好奇，早晚有一天你会克制不住好奇心尝试的，等着你自己背着我们偷偷喝，不如在我们面前敞开了喝，喜欢的话就适当喝，不喜欢你也能断了这念头。于是，我喝了啤酒、红酒、黄酒和白酒。到现在，我对酒一点儿兴趣都没有。由此可见，教育方式在青春期逆反心理中占据着重要的地位。

青春期少年的好奇心得不到满足，而父母本着"对孩子好、让孩子少走弯路"的理念，告诫孩子什么该做什么不该做，用自己的爱网住了孩子的好奇心，但是孩子的好奇心又岂是这样就能网住的？越是阻止，孩子的好奇心就越是膨胀，总有一天会破网而出的。等到好奇心飞起来，孩子做了父母一直阻止自己做的事的时候，父母与孩子的隔阂恐怕会更深。

4. 正视青少年的独立意识

另外，从佳佳的话中可以看出，佳佳的独立意识开始增强，他们认为自己已经长大了，但在父母眼中还是孩子。不是有这么一句话吗——"在父母面前，你永远都是孩子。"父母不相信孩子的能力，还是会限制孩子的大部分行为，这样会引起孩子们的反感，故而孩子和父母会越行越远。

以上都是孩子与父母的争吵、冷战，这已算是好的结果了，还有更严重的后果——白发人送黑发人的悲剧。

曾经看过这样一则新闻，一学生跳楼自杀，留下遗书，表示父母对自己的期望大，自己学业压力大，每天都要写很多作业，考试前都会紧张到头晕呕吐，感觉失去了自由，失去了笑声，很累，自己的人生没有意义，不想再活下去了。一个身影从空中坠落，像折断了翅膀的小鸟，身体撞击地面的闷响告知了世间万物一个生命的陨落，正是父母过度的期望逼走了一个生命，酿成了白发人送黑发人的悲剧。

5. 施压太过，诱发青少年的攻击行为

父母"望子成龙，恨铁不成钢"的心理可以理解，但是如果施压太过，孩子不仅会违逆父母老师，甚至会敌视父母老师，如果是心理承受能力弱一些的，就会出现上文的悲剧，如果性子比较烈急的，可能会做出伤害他人的行为。

小龙是一个高中生，他爸爸因为他的成绩经常动手打他，他妈妈每次也会因为成绩数落他，一开始他会默默承受着。后来有一次，他的爸爸出手打他时，他还手了，他爸爸被突如其来的反抗吓得怔了一下，他妈妈也住嘴了，

家中突然安静下来。他爸爸愣了一会儿，大声斥责道："怎么？！还敢还手了？！"小龙也大声回应："我就是还手了你能怎么样？！以后你别想管我！"说完后摔门而出。后来小龙直接退学去打工，被父母长期压抑的他在步入社会后逆反心理更加严重，渐渐走上了犯罪的道路。

小龙的逆反心理没有像上文中的那个自杀的孩子一样憋在心里，而是外放出来，但外放太过，带有太多的抵触、放纵和极端，最后成为了社会的毒瘤，危害他人，危害社会。

青春期的逆反心理是成长过程中的正常表现，父母和老师应该正确认识这种心理并适当改变教育方式，青春期的少年们自身也应该正确认识逆反心理并积极应对，还要理解自己的父母和老师。如果三方都没有采取正确的措施应对逆反心理，最后的结局只能是孩子与父母渐行渐远，隔阂也越来越深，学生对教师的仇恨也会加深，教师对学生也会失望。此外，逆反心理还会使孩子的成长变得畸形，如上文中的小龙一般。最后，青春期逆反心理的调试很重要，家长要负起这个责任，同时也要让青少年明白逆反心理的危害，使青少年健康成长。

三、更年期抑郁症的高发危机

现在有不少人认为，更年期就是绝经期，其实这两个医学概念是完全不同的。更年期是指妇女从性腺功能衰退开始至完全丧失为止的一个转变时期；而绝经期则仅仅是指月经绝止不行。绝经之前已存在卵巢逐步衰退的阶段，据调查，为2～4年，不同的人，时限的长短也不同，这个时期被称为绝经前期。绝经后卵巢的功能更为低下，但不一定完全消失，一般还要经历2～3年，也有的个体时限可达6～8年，甚至更长。所以更年期是绝经前期、绝经和绝经后期的总和。

1.警惕更年期抑郁症

更年期抑郁症也是一种发生在更年期的常见精神障碍，临床上主要表现为食欲减退、上腹部不适、口干、便秘、腹泻等。患者不仅会发生生理方面的改变，还会产生心理方面的改变。消化系统、心血管系统和自主神经系统的临床症状是生理方面的主要表现；食欲减退、上腹部不适、口干、便秘、腹泻、心悸、血压改变、脉搏增快或减慢、胸闷、四肢麻木、发冷、发热、性欲减退、月经变化以及睡眠障碍、眩晕、乏力等。另外，生理方面的变化常在精神症状之前出现，一般会随着病情的发展而加重，经过治疗后生理方面也是最先改善的。

张女士近来总是无精打采，困倦，容易哭泣，莫名其妙地就会哭出来。据张女士自述，她常常因为小事发脾气，有的事自己都觉得没必要发火，但还是忍不住生气，自己看点笑话和综艺娱乐节目也能笑出来，但是一段时间之后又会进入情绪低落的状态。她以为自己这是进入更年期的正常表现，会慢慢地自己好起来，就没太在意。但后来张女士发觉这种情况没有好转反而加重了，看综艺娱乐节目也高兴不起来，丈夫和儿子带着她出去散步她也没有心情，觉得生活很无聊。有一次，儿子放寒假，从学校回来的时候手机突然没电了，父母联系不上儿子。张先生心宽，认为儿子已经不是小孩子了，而且儿子也说了他的手机没电了，一会儿就回来了。但是张女士却突然开始哭泣，认为孩子是不是被抢了、被打了，毕竟春节期间，各种各样的人都开始想方设法地弄钱过年，君子之才，取之有道，小人之财，谁知道是怎么来的？张女士越想越心惊，止不住地哭，张先生怎么也劝不住，这时，儿子回来了，张女士抱住儿子还是止不住地哭。也就是此时，张先生认为应该带着自己的妻子去看看医生，就带着妻子去了医院。最后被告知自己的妻子是更年期抑郁症。

其实张女士的表现就是典型的更年期抑郁症，主要是情绪的改变和认知的改变。张女士时常感觉不开心、困倦、孤独、空虚，也常常因为小事就大发雷霆，之后情况加重，对娱乐活动失去兴趣，遇到事情总是往坏的方面想，脆弱易哭。此外，更年期抑郁还会表现为常常自卑、自责，心中总是充满愧疚，反应迟钝，对生活失去信心，严重者会自杀。

2. 为什么更年期有些女性会那么难受

对于任何一个女性来说，更年期都是必须面对的事情，不过别紧张，它只是人类衰老过程的必经阶段而已，更年期不是病，是生命发展的必经之路。但是如果不了解更年期的生理、心理特点，不注意心理卫生健康，往往会出现像张女士一样的情况。

为什么会出现更年期抑郁症呢？一部分原因是很多人都对更年期不了解，没有任何准备所致。正如文章开头所说，许多人都觉得更年期就是绝经期，但事实远没有那样简单。对此，我们可以多了解关于更年期的知识，做好充分的准备迎接更年期的到来。

第二个原因则是因为女性下岗，或退休，或是全职太太，或是子女离家求学，抑或是子女成家后，自己赋闲在家，无事可做，与亲人感情交流减少所致，这些情况基本都会让诸多女性像张女士一样觉得生活无聊。但是，换个思维想，我们现在有大把时间，为何不趁着这时间做自己喜欢做的事情呢？没错，趁此时机，女性可以培养自己的爱好，充实自己的生活内容。每个人爱好不一，像是养花、养草、养小动物，或是练习书法、绘画，或者外出爬山远足，有想法，有精力，就去做，谁说更年期的女性就不能有一颗青春靓丽的心？有言道：生活不止眼前的苟且，还有诗和远方。

3. 请理解更年期的愤怒

另外，女性还要注意，易怒是更年期的前兆。如果发觉自己经常因为小事而震怒，就要警觉起来了，此时要提醒自己，不要由着性子乱来，要注意进行自我心理调适，积极与亲人沟通。如果随着性子乱发脾气，会让家人感到莫名其妙，不能理解，要是把家人当成出气筒，还会让彼此之间的感情出现裂隙，所以，一定要注意与家人的沟通，让家人理解自己。还要注意合理的倾诉与发泄，把内心的忧郁全部说出来，向父母、向爱人、向好朋友倾诉宣泄，甚至倾诉对象是自己本人都可以，切忌把忧郁深埋心底，相信我们的亲人与好友也会很乐意与我们一起面对更年期的。

四、老年期"退休综合征"的危害

老年期是指 60 岁至衰亡的这段时期，按联合国的规定，60 岁或 65 岁为老年期的起点。老年期总要涉及"老化"和"衰老"两个概念。老化指个体在成熟期后的生命过程中所表现出来的一系列形态学以及生理、心理功能方面的退行性变化。衰老指老化过程的最后阶段或结果，如体能失调、记忆衰退、心智钝化等。老年期和人类其他三个时期一样，因为年龄的增长和社会地位的变化，生理和心理的也会随之改变，其中对老年人影响较大的就是"退休综合征"。

1. 退休了，适应不了怎么办

所谓"退休综合征"就老年人由于退休后不能适应新的社会角色、生活环境和生活方式的变化而出现的焦虑、抑郁、悲哀、恐惧等消极情绪，或因此产生偏离常态的行为的一种适应性的心理障碍。这种心理障碍往往还会引发其他生理疾病，影响身体健康。退休是人生中的一次重大变动，当事者在生活内容、生活节奏、社会地位、人际交往等方面都会发生很大变化。由于适应不了环境的突然改变，而出现情绪上的消沉和偏离常态的行为，甚至引起疾病，就是"退休综合征"。

许老是一所重点中学的校长，他在自己的岗位上兢兢业业工作了几十年，虽然紧张忙碌，但有其固定的生活模式和心理定式。许老最近退休了，他赋闲在家，没有了以往的忙碌，反而有些不适应。许老中年丧偶，自己的孩子们都在外打拼，孙女孙子都和自己的爸妈在一起住，许老一个人总是感觉心里空落落的。儿女们有时会回来看望许老，许老看到儿女们回来也开心不起来，反而对儿女们的某些错误斤斤计较，看不顺眼就要教训两句，急躁易怒，总是唠唠叨叨，说这个不行那个做得不好，还经常说起自己年轻时的风光辉煌。儿女们工作忙，一年半载的也回不了几次家，许老渐渐变得沉默寡言、郁郁寡欢。儿女们回家后敏锐地感觉到了父亲的变化，心中隐隐感觉有些不妙，就咨询了一下心理医生，心理医生说很可能是"退休综合征"。

2. 警惕退休后的心理异常

"退休综合征"是老年人的常见心理异常反应，但是这种异常的心理状态会引发生理和心理方面的疾病。如上文中的许老，他是中学校长，在岗时有自己的生活习惯，也有自己的辉煌事迹，但是社会地位突然改变，生活环境也发生了些许的变化，自己在家无事可做，对这种状况难以适应，于是出现了情绪上的消沉。

据统计，1/4 的退休人员会出现不同程度的"退休综合征"。老人的"退休综合征"是一种复杂的心理异常反应，主要表现在情绪和行为方面，具体如下：性情变化明显，要么闷闷不乐、郁郁寡欢、不言不语，要么急躁易怒、坐立不安、唠唠叨叨、行为反复或无所适从；注意力不能集中，做事经常出错；对现实不满，容易怀旧，并产生偏见。总之，其行为举止明显不同于以往，给人的印象是离退休前后判若两人。这种性情和行为方面的改变往往可以引起一些疾病的发生，原来身体健康的人会萌生某些疾病，原来有慢性病的则会加重病情。

郑老是一名退休干部，平素身体健康，不抽烟喝酒，没什么大毛病，在岗时有条不紊地工作着。但是在退休前郑老突然变得消沉起来，对工作也提不起兴趣，注意力常常不能集中，工作失误增多。后来真正退休后，情绪更加低落，经常做一些重复性的动作。退休后没几年，竟然得了一场大病，好了后身体大不如前。又过了几年，郑老就与世长辞。

3. 莫因退休综合征减了寿命

由此可见，"退休综合征"对身体造成的负面影响是十分严重的。引发"退休综合征"的原因有很多，其中一个原因与更年期相同，那就是没有心理准备。因此在退休前，就应该对自己退休后的时间分配有一个初步设想，自己退休后每天会做些什么，想做些什么，都可以提前规划好，妥善安排空闲时间。另外，退休后，因为社会地位和生活模式的改变，没有充足思想准备的老人往往会陷入抑郁状态，沉湎于过去的辉煌不可自拔，而且突然从一个生活规律且忙碌的状态转入懒散无规律的退休生活，老人们会陷入焦虑状态，无所适从从而产生失落感，这都是"退休综合征"发生的原因。如果不及时解决，长此以往就会产生抑郁症。

此外，由于退休后体力活动和脑力活动都减少，社交活动也极度缺乏，缺少感情交流，自己又没有安排合理的活动，会觉得生活无聊枯燥，原来的生活节奏被打乱，活动也减少，还会引发失眠、头痛、头晕、疲乏、心慌等神经综合征。其实这些与更年期有些相似，解决方法也与更年期类似，除上文中提到的提前做好心理准备之外，还要积极参加一些老年人公益社会活动，比如前一阵子老年人在春节时免费写春联的活动就很受大家欢迎。如果不喜热闹喜清净，可以在家养些花花草草，练习书法绘画，或者看书，有条件者可在儿女的陪同下全家出门旅游，充实生活。而且，有能力者还可以帮助儿孙的工作，在力所能及的范围内为家人分忧。

常言道：生命在于运动，人老心不老。老年人可以根据自己的身体素质选择适合的运动，克服不爱动的毛病。不过，如果心理有明显问题者可以寻求心理咨询师的帮助，接受必要的心理治疗和药物治疗。

最后，家人与社会的关爱自然也是老年人面对"退休综合征"不可或缺的因素，要尊重关爱老人，要让老人知道他们没有被社会家庭抛弃，使老人心情愉悦是每个做子女儿孙的不可推卸的责任。

五、调好心神，你就能有颗喜悦的心

中医学是中华文化的一部分，具有上千年的历史。中医有很多秘法，对治疗某些疾病有很好的疗效。今天，我们来学习一下中医治心的秘法。

1. 抓住天机，养出强壮心脏

中医认为，心在五行中属火，对应夏季。所以说夏季是养心最好的季节。对于先天性心脏病的患者要保证充足的睡眠。生活要有规律，动静结合，既不能在外边到处乱跑，也不必整天躺在床上，一定要保证充足的睡眠，以减轻心脏负担。除此之外，还需保持皮肤清洁，夏天勤洗澡，勤换衣裤。多喝水，保证足够的水分。保持大便能畅，若大便干燥、排便困难时，过分用力会增加腹压，加重心脏的负担，甚至会产生严重后果。居室内保持空气流通，尽量避免到人多拥挤的公共场所逗留，以减少呼吸道感染的机会。应随天气冷暖及时增减衣服，密切注意预防感冒。定期去医院心脏心科门诊随访，严格遵照医嘱服药，尤其是强心、利尿药，由于其药理特性，必须绝对控制剂量，按时、按疗程服用，以确保疗效。每次服用强心药前，须测量脉搏数，若心率过慢，应立即停服，以防药物毒性作用发生，危及生命。

（1）夏季要注意清外火和内火

外火即自然界高热的气温。它可使皮肤松弛、多汗，引起日光性皮炎，也会导致体温中枢的散热障碍，使温热蓄积而发生中暑。当气温达 30 ~ 34℃以上时，胃酸分泌会减少，胃肠蠕动会减慢，人的食欲下降。预防措施，是尽量避免烈日的直接照射，外出或工作时戴好遮阳帽，必要时可在皮肤上涂上一层防晒护肤品，注意室内的通风降温，以防"外火"内侵。内火即机体内阴阳平衡失调而出现的内热症。有心火、肺火、胃火、肝火、肾火。重点是清心火。心属火，属南方；肾属水，属北方。夏天暑热，最易肾水不足，心火过亢，水火失济，而出现心悸、心烦、失眠、头痛、腰酸软、乏力、虚汗、手足心热、月经失调、遗精早泄、小便赤痛、大便秘结、舌尖痛、口腔炎等症。因此，夏天必须注意补肾之水，以清过亢的心火，这样才能水火相济、南北协调、阴阳平衡。

（2）笑是夏天养心的良药

"笑一笑，十年少"，不无道理。笑是精神愉悦的一种标志，夏季气候闷热，易使血压升高，心烦意乱，这时若能笑口常开，就能改善情绪，从而协调人体各脏器的功能。闲暇之时多欣赏漫画、浏览笑话书，令人捧腹大笑，顿感轻松愉快，心底坦然。

夏季湿热易使情绪不稳、烦躁，这也是诱发心血管疾病的因素。夏季养心不仅要注意心血管的保健，还要兼顾情绪。《医钞类编》："养心在凝神，神凝则气聚，气聚则形全。"

（3）心静自然凉

养心首先要做到心静，心静自然凉。善于静而养心的人可以体会到静则生阴，只有阴阳协调，才能保养心脏。如何才能做到心静呢？第一，心静必须清心少欲，要善于调节心情，尤其不能大喜大悲，中医有过喜伤心之说；第二，多闭目养神，有空就经常闭目养神，可帮助我们排除杂念；第三，多静坐，因为静则神安，哪怕5分钟都会见效。每次可在阴凉处或屋内静坐15～30分钟即可。也可采取听音乐、看书、钓鱼、打太极拳等入静。"心主汗液"，汗乃津液所化生，津液又是血液的重要组成部分。由于血是心所主，汗又是津液血所化，所以有"汗为心之液""血汗同源"的说法。心气不足的人在炎热的夏季应适当限制活动量，不宜进行过于激烈的运动，以防大量出汗造成进一步的气阴耗伤。

2. 中医治疗心血管疾病

精气血津液理论是中医的基础理论之一。中医认为，心血管疾病的基本病机是气虚血瘀。气血理论是中医理论的重要组成部分，气可以生血、行血、统血；血可以载气运行。"气为血之帅，血随之而运行；血为气之守，气得之而静谧。""盖气与血，两相维附，气不得血，则散而无统，血不得气，则凝而不流。"可见，气的病理改变可导致血的运行异常。"心主身之血脉"的意思是全身血脉统属于心。血液在脉中环流不息，濡养周身，有赖于心气的推动。若心气异常，则可导致血瘀。所以，中医治疗心脑血管疾病是根据其气血理论来开处方的。

3. 中医治心的穴位

针灸是中医的特色，有一些穴位可以治疗心脏方面的疾患，有一些穴位可以养心。经常按摩穴位，有助于心脏的健康。

（1）内关穴

手掌朝上，位于前臂正中，腕横纹上两寸，约两个半横指处就是内关穴。内关穴是心包经的一个重要穴位。按内关可宁心安神、宽胸理气、调补阴阳气血、疏通经脉，是防治心脑血管疾病的特效穴位，经常按揉内关可使瘀阻的血管疏通。一般按摩2分钟，以酸胀感向腕部和手发散为宜。

（2）心俞穴

它位于肩脚骨内侧，第5胸椎棘突下旁开2横指宽处。按摩方法是，被按摩者俯卧位，按摩者站于一旁，双手拇指顺、逆时针方向各按揉心俞穴2分钟，以局部感觉酸胀、发热为佳。经常按摩有助于心脏的健康。

（3）神门穴

手腕内侧，腕掌侧横纹尺侧端，尺侧腕屈肌腱的桡侧凹陷处。神门穴专治心病，出现心脏早搏、房颤时，赶紧按摩按摩神门穴，可及时缓解症状。此穴可补益心经元气，濡养心脏。

（4）中冲穴

它位于双手中指指尖端中央的是中冲穴，常用于疼痛、昏迷、痛经时的急救，有调节心率的作用，主治心绞痛、心肌炎等，可用拇指指甲按切。

（5）天泉穴

它在腋下横纹两寸处。此穴专治由于心血瘀阻而致的胸闷、气短、胸痛。心跳加快，或胸闷时，可用手指用力按压天泉穴3～5秒，停1～2秒后再继续按压，连续按2～3分钟，对心跳过速、胸口疼痛、心悸不安效果非常好。

（6）伏兔穴

它位于大腿前面，正坐屈膝成90°，医者以手腕掌第一横纹抵其膝上中点，手指并拢压在大腿上，中指到达的地方就是此穴。有缓解心慌和心跳过速、补养心血的功效。按揉时不要点揉和强刺激它，要用掌跟仔细按揉。

（7）曲泽穴

肘微屈，在肘横纹中，肱二头肌的内侧缘就是曲泽穴，常按此穴有清心泻火、除烦安神的作用。如出现心胸烦热、头晕脑涨，或有高血压、冠心病等症状都可以通过按摩曲泽穴来进行调节。

（8）行间穴

它在足背侧，当第一、二趾间，趾蹼缘的后方赤白肉际处。解剖，有足背静脉网；第一趾背侧动、静脉；腓神经的跖背侧神经分为趾背神经的分歧处。这个穴位可以泻心火。

在按压手法上，心率过慢的人手法宜快些，心率过速的人手法宜慢些。按摩频率一般为每分钟按压60～80次，每天早晚各1次，每次每穴按压3～5分钟。通过以上穴位的按压和保健，能够让自己处于轻松的状态，保持心脏的健康，也是给自己身体的健康多加一层保障。

六、自己动手，除去心病交好运

了解了中医治心的秘法，现在我们来学习一下中医治心的名方名药。

1. 治心名方

（1）宅中汤加减

炙黄芪 15g，炙党参 12g，朱茯神 10g，远志 10g，当归 10g，白芍 10g，丹参 6g，柏子仁 10g，酸枣仁 10g，炙甘草 6g。本方适用于心气虚，无寒、热象症状者。

（2）养心汤加减

炙党参 12g，炙黄芪 10g，柏子仁 10g，酸枣仁 10g，朱茯神 10g，当归 10g，白芍 10g，百合 12g，桂枝 6g，炙甘草 6g。本方适用于心气虚偏阳虚症状者。

（3）炙甘草汤加减

炙甘草 12g，炙党参 10g，生地黄 15g，阿胶珠 10g，朱麦冬 10g，大麻仁 10g，百合 10g，广木香 6g，生姜 6g，大枣 5 枚。本方适用于心气虚偏阴虚而兼见脉结代，或促者。

以上方药，浓煎，取汁 200～300 毫升，每日 1 剂，温服，每日 3 次。

夏天是一年之中最热的季节，也是有心气虚的人应该注意的季节。夏天属阳，阳主外泄，所以汗多，心阳虚（心阳虚是心气虚的发展）的人出汗多就会加重病情。夏天应该避免多出汗，以免伤了心阳。如果先天体质羸弱的话，我们需要依靠后天补。首先应该从脾胃入手比较妥当。脾胃虚弱导致血虚，因此强健脾胃会补气血，气血足则心不虚。治疗心气虚最主要的就是补心气、安心神，我们可以采用中医治疗方法，内服和外敷，内外双补进行治疗和调理。

2. 养心安神名方——酸枣仁汤

中医上有个养心安神的名方为酸枣仁汤。它由酸枣仁、甘草、知母、茯苓、川芎组成。中医认为，引起失眠的原因很多，比如心肾不交者、肝血不足者、心脾两虚者、痰浊内扰者、胃气不和者等，并不是所有的失眠都可以用酸枣仁汤来治疗，必须辨证施治，才能取得好的效果。《金匮要略》中记载："虚劳虚烦不得眠，酸枣仁汤主之。"也就是说，本方是治疗因虚烦所致失眠。中医理论认为，"心藏神""肝藏魂"，失眠与心肝二脏关系最为密切。"肝主藏血"，血虚生内热，虚热内扰，加之血虚不能养心，则神魂不宁，所以心烦不得眠。因此，酸枣仁汤主治的失眠属于肝血不足、虚热内扰、血不养心而致，失眠者常伴有心悸盗汗、头目眩晕、咽干口燥、脉细弦等症状。现代多以本方加减用于治疗神经衰弱、期前收缩、更年期综合征、焦虑症等。

方中酸枣仁性平，味甘、酸，能补血养肝，益心安神，敛汗；川芎，性温，味辛，既能活血又能行气，能调血疏肝；知母，性寒，味苦，质润，能清热降火，滋阴除烦；茯苓，性平，甘淡无味，能宁心安神；甘草清热，调和诸药。诸药相配，滋阴养血，清热降火，调血疏肝，安神除烦，以治疗肝血不足、虚热内扰、肝阳上亢而致虚烦不得眠等症。现代研究表明，酸枣仁具有显著的镇静、催眠作用；茯苓、川芎有明显的镇静作用，能够对抗咖啡因的兴奋作用。

3. 常用中成药

（1）天王补心丹

它的组成是人参、茯苓、玄参、丹参、桔梗、远志、当归、五味子、麦门冬、天门冬、柏子仁、酸枣仁、生地黄。它是一种滋养安神的中成药，具有滋阴养血、补心安神的作用。

（2）柏子养心丸

它具有补气、养血、安神之功效，是一种补肾滋阴、宁心安神为主要作用的滋补药，用于治疗营血不足、心肾失调、精神恍惚、怔忡惊悸、夜寐多梦、健忘盗汗等。柏子仁、党参、炙黄芪、川芎、当归、茯苓、制远志、酸枣仁、肉桂、醋五味子、半夏曲、炙甘草、朱砂是其组成药。

4.治心名药

（1）合欢皮

其为豆科植物合欢的干燥树皮，多于夏秋季节剥取，晒干而成。性味甘、平。常用于情志不遂、忧郁而致失眠者、心神不宁等症。临床多与柏子仁、酸枣仁等同用，以增强养心开郁、安神定志作用。

（2）灵芝

外形呈伞状，菌盖肾形、半圆形或近圆形，为多孔菌科真菌灵芝的子实体。该品味甘性平，入心经，能补心血、益心气、安心神，故可用治气血不足、心神失养所致的心神不宁、失眠、惊悸、多梦、健忘、体倦神疲、食少等症。可单用研末吞服，或与当归、白芍、酸枣仁、柏子仁、龙眼肉等同用。

（3）首乌藤

本品味甘，入心、肝二经，能补养阴血、养心安神。首乌藤适用于阴虚血少之失眠多梦、心神不宁、头目眩晕等症，常与合欢皮、酸枣仁、柏子仁等养心安神药同用；若失眠而阴虚阳亢者，可与珍珠母、龙骨、牡蛎等潜阳安神药配伍。

（4）远志

又名葽绕、蕀蒬等。多年生草本，主根粗壮，韧皮部肉质。具有安神益智、祛痰、消肿的功能，用于心肾不交引起的失眠多梦、健忘惊悸、神志恍惚、咳痰不爽、疮疡肿毒、乳房肿痛。

（5）柏子仁

为柏科植物侧柏的干燥成熟种仁。秋、冬二季采收成熟种子，晒干，除去种皮，收集种仁。具有养心安神、润肠通便、止汗的功效。用于治疗阴血不足、虚烦失眠、心悸怔忡、肠燥便秘、阴虚盗汗。便溏及痰多者慎服。

以上是中医养心治病的名方名药，希望对大家有所帮助。

5. 调心养神食谱

心脏的作用是推动血液流动，向器官、组织提供充足的血流量，以供应氧和各种营养物质，并带走代谢的终产物，使细胞维持正常的代谢和功能。中医认为"心为五脏六腑之大主"，所以在日常生活中我们可以通过食疗养护好自己的心脏。

（1）百合西葫芦

百合具有良好的营养滋补之功，而且还对秋季气候干燥引起的多种季节性疾病有一定的防治作用。西葫芦能促进人体内胰岛素的分泌，可有效地防治糖尿病，预防肝肾病变，有助于增强肝肾细胞的再生能力。

做法：①将西葫芦去皮、去籽，洗净切片；将百合洗净；将小西红柿洗净切成两半。②烧锅上火，放油烧热，先放入西葫芦片煸炒一会儿，再放入百合煸炒。③炒至西葫芦片变色时加鸡精、白糖、盐调味，盛出装盘后用小西红柿装饰即可。

百合西葫芦可以养心安神、利尿消肿。对烦渴、糖尿病、水肿腹胀、疮毒、肝硬化腹水等症有良好的辅助治疗作用。

（2）红豆豆浆

中医认为，赤色的食物入心，红豆可以入心经，可以养心安神。

做法：①将红豆和大豆用清水泡发6小时以上，然后淘洗干净，滤干水分。②将豆浆机中倒入适量的水，选择相应的程序——湿豆或者五谷豆浆，按下按钮开始煮制，时间大约在15分钟左右。③豆浆煮好后，倒入滤杯滤去豆渣，加入适量的糖搅拌均匀即可饮用了。

（3）苦瓜酿肉

苦瓜具有清热祛暑、明目解毒、降压降糖、利尿凉血、解劳清心、益气壮阳之功效。猪肉具有补虚强身、滋养补血、滋阴润燥和丰肌泽肤的功效。鸡蛋具有益精补气、润肺利咽、清热解毒、护肤美肤、延缓衰老、健脑益智的功效。

食材：苦瓜250g，猪肉200g，鸡蛋1个。香菇、盐、酱油、葱花、姜、油适量。

做法：①将苦瓜洗净切筒状，去瓤核，焯水后冷水浸凉。②将猪肉洗净剁蓉，加香菇、淀粉、鸡蛋、盐、酱油、葱花、姜末调成馅，填入苦瓜内，两端用淀粉封口。③入油锅炸至金黄，入笼蒸透即可。

苦瓜酿肉具有滋阴润肺、补血强身、清热祛暑、清心明目、解劳清心、利尿凉血的功效。

（4）三仁粥

食材：桃仁、枣仁、柏子仁各10g，粳米60g，白糖15g。

做法：①将桃仁、枣仁、柏子仁打碎，加水适量。②置武火煮沸30～40分钟，滤渣取汁，将粳米淘净入锅，倒入药汁，武火烧沸，文火熬成粥。

三仁粥具有养心安神的功效，可治疗失眠。注意孕妇忌服。

（5）丝瓜烧香菇

丝瓜具有清暑凉血、生津解渴、解毒通便、祛风化痰、润肌美容、利尿、活血、调经通经的功效。香菇具有降脂降压、延缓衰老、助消化、化痰理气和抗癌的功效。

食材：丝瓜，香菇。调味品姜、盐、味精适量。

做法：①将香菇清水泡发、洗净去蒂；将丝瓜去皮洗净，切片；将姜切末。②锅内放少许植物油烧热，爆香姜末，倒入适量清水、香菇、丝瓜、盐、味精，烧开后以水淀粉勾芡即可。

此菜具有润肺止咳、养心安眠、消暑生津、化痰理气、抗衰美容的功效。

（6）银杏百合炒南瓜

银杏可以抑菌杀菌、祛痰止咳、抗痨抑虫、止带浊和降低血清胆固醇。百合具有良好的营养滋补之功，而且还对秋季气候干燥而引起的多种季节性疾病有一定的防治作用。南瓜对治疗烧伤、烫伤、支气管哮喘及老年慢性支气管炎、痢疾、肾脏病等有一定食疗效果。

食材：南瓜350g，银杏10g，百合50g。辅助佐料：甜椒30g，盐3g，鸡精2g。

做法：①将南瓜去皮、去籽洗净，切菱形块；将百合洗净，切片；将红椒去蒂洗净，切片；将银杏洗净备用。②锅下油烧热，放入南瓜、银杏、百合炒至八成熟。③放入红椒，加盐、鸡精炒匀，加适量清水熘炒，起锅装盘即可。

银杏百合炒南瓜能够缓解烦躁不安、失眠多梦、免疫力下降。

（7）什锦芦笋

无花果健胃止泻、祛痰理气，治食欲不振、肠炎、痢疾、咽喉痛、咳嗽痰多、胸闷等症状。常食百合有润肺、清心、调中、止咳、止血、开胃、安神之功效。芦笋可以使细胞生长正常化，具有防止癌细胞扩散的功能。冬瓜能利水消肿，去掉过剩堆积的体脂，对糖尿病、冠心病、动脉硬化、高血压及肥胖病患者有良好的治疗作用。

食材：芦笋200g，冬瓜200g，无花果100g，百合100g。辅助佐料：香油适量，盐适量，味精适量。

做法：①将芦笋洗净切斜段，下入开水锅内焯熟，捞出沥干备用。②将百合洗净掰片，冬瓜洗净切片，无花果洗净。③油锅烧热，放芦笋、冬瓜煸炒，下入百合、无花果炒片刻，下盐、味精，淋香油装盘即可。

什锦芦笋具有消暑补虚、祛痰止咳、清心安神等功效。

（8）芹菜炒三丝

芹菜具有促进食欲、润肠通便、利尿消肿、平肝清热、除烦消肿、凉血止血、健胃利血、润肺止咳、降低血压、健脑镇静的功效。香干是一种豆制食品，主要营养成分是蛋白质、维生素A、B族维生素、钙、铁、镁、锌等。

猪肉具有补虚强身、滋阴润燥和丰肌泽肤的作用。

食材：芹菜200g，香干100g，猪肉80g。辅助佐料：红甜椒半个，盐，鸡精，水淀粉适量。

做法：①将芹菜洗净切段，将甜椒洗净切丝，将猪肉切丝、用料酒和盐稍腌渍。②热油放入肉丝滑熟，盛出备用。锅内留少量底油烧热，放芹菜、香干翻炒至熟，倒入红椒、肉丝同炒，加盐调味勾芡即可。

芹菜三丝具有开胃健脾、养阴润肺、清心安神、利二便、生津止咳的功效。

（9）苹果贝壳沙拉

贝壳面具有促进消化、养心益肾、均衡营养、益智强身的功效。西红柿具有止血、降压、利尿、健胃消食、生津止渴、清热解毒、凉血平肝的功效。苹果具有清热排毒、生津止渴、润肺除烦、健胃消食、养心益气、润肠、止泻、醒酒和预防感冒的功效。哈密瓜具有除烦止渴、清肺热、防暑戒躁、促进人体造血、润肠通便的功效。

食材：贝壳面250g，西红柿1个。辅助佐料：苹果适量，哈密瓜适量，优酪乳20g。

做法：①将西红柿去蒂，洗净切丁；将苹果洗净，切丁；将哈密瓜去皮，洗净切丁。②锅入水烧开，放西红柿、贝壳面煮熟，捞出沥水，放入盘中。③将苹果、哈密瓜倒入盘中，加优酪乳拌匀即可。

苹果贝壳沙拉具有清凉消暑、养心除烦、润肺止咳、利尿解毒、健胃消食的功效。

（10）瓜子豆芽

葵花籽对安定情绪、防止细胞衰老，预防疾病都有好处，还具有治疗失眠、增强记忆力的作用。黄豆芽具有清热利湿、消肿除痹、祛黑痣、治疣赘、润肌肤的功效。

食材：葵花籽 50g，黄豆芽 300g。辅助佐料：葱 20g，盐 3g，鸡精 1g。

做法：①将黄豆芽洗净切段；将葵花籽洗净；将葱洗净切段。②炒锅烧热，放入葵花籽爆香，捞起待用；锅底留油，放入黄豆芽翻炒，再倒入葵花籽一起炒匀。③最后加盐和鸡精调味，撒上葱花炒匀即可。

瓜子豆芽具有保护心脏、增强免疫等功效，老人小孩多吃有益。

（11）家常茄子

茄子具有清热止血、消肿止痛、解痛利尿、防止血管破裂、平血压、止咯血和抗衰老的功效。韭菜能增进食欲、健胃消食、散瘀活血、杀菌消炎、护肤明目、补气壮阳、调经散寒。

食材：茄子，韭菜，调味品适量。

做法：①将茄子去蒂，洗净，切滚刀块；将韭菜择洗干净，切寸段。②炒锅置火上，倒入适量植物油，待油温烧至七成热，放葱花炒香，放入茄子块翻炒均匀。加酱油、白糖和适量清水烧至茄块熟透，倒入韭菜段炒熟，用盐和鸡精调味即可。

家常茄子此菜具有增进食欲、健胃消食、清热止血、杀菌消肿、保护心血管、补气壮阳的功效。

6.厨房里的养心必备食材

除了饮食养心，我们还要注意适量运动，多喝白开水，每天中午午睡一会儿。心脑血管疾病是老年人易患的疾病，冬季是心脑血管疾病的高发期，因此老年人一定要做好预防。对有畏寒怕冷、气短乏力等症状的属于气虚阳虚的心脑血管病患者，可选择一些有甘温补益之功的羊肉、鸡肉、兔肉、桂圆以及大豆制品。而有性情急躁、手足心热、食少、便干、水肿等症状的属于阴虚内热的心脑血管病患者，可适当选择一些有补虚、除热、和脏腑之功的鸭肉、鹅肉以及百合、山药、糯米及绿豆制品。

桂圆含人体所必需的蛋白质和葡萄糖，易于被人体吸收利用，糯米可健脾养胃，从而达到补气养血的目的。在寒冷时节喝一碗用桂圆与糯米熬制的桂圆粥是很有益的。生姜、洋葱等更是不可多得的冬令进补之品。常吃生姜历来被视为养生保健尤其是强壮心血管系统的要诀之一。生姜富含姜辣素，对心脏和血管有一定刺激作用，可使血管扩张，从而使络脉通畅、供给正常。

患者可根据自身情况选择药补。有益气、温补、活血之功的中药，如人参、黄芪、丹参、当归等对体虚、食欲不振、精神疲乏等体征的心脑血管病人来说较为适宜。有明显气血不足的心血管病患者，冬季可进补阿胶。有怕冷、腰酸等阳虚征候的，可配入黑芝麻、核桃仁；平时脾胃虚弱者，可加入陈皮、山药煎液（陈皮10g、山药15g煎成），以防伤胃。以上诸品，或可炖鸡、炖鸭，或可熬汤。但也有一些老年人，内有蕴热，表现为心烦急躁、舌红、舌苔黄腻，则不适合药补。